寓意草

清·喻昌（嘉言）著

旧德堂医案

清·李用粹（修之）著
门人唐玉书（翰文）记录

马家驹　谷晓红　点校

中国中医药出版社
·北京·

图书在版编目（CIP）数据

寓意草／（清）喻昌著；马家驹，谷晓红点校．旧德堂医案／（清）李用粹著；（清）门人，（清）唐玉书记录；马家驹，谷晓红点校．—北京：中国中医药出版社，2015.10（2020.12 重印）

ISBN 978 - 7 - 5132 - 1308 - 0

Ⅰ．①寓…②旧…Ⅱ．①喻…②李…③马…④谷…⑤门…⑥唐…Ⅲ．①医案—中国—清代Ⅳ．①R249.49

中国版本图书馆 CIP 数据核字（2013）第 016085 号

中国中医药出版社出版

北京经济技术开发区科创十三街 31 号院二区 8 号楼

邮政编码　100176

传真　010 64405721

廊坊市晶艺印务有限公司印刷

各地新华书店经销

*

开本 880 × 1230　1/32　印张 7.375　字数 150 千字

2015 年 10 月第 1 版　2020 年 12 月第 2 次印刷

书号　ISBN 978 - 7 - 5132 - 1308 - 0

*

定价 25.00 元

网址　www.cptcm.com

如有印装质量问题请与本社出版部调换（010-64405510）

版权专有　侵权必究

社长热线　010 64405720

购书热线　010 64065415　010 64065413

微信服务号　zgzyycbs

书店网址　csln.net/qksd/

官方微博　http://e.weibo.com/cptcm

淘宝天猫网址　http://zgzyycbs.tmall.com

前　言

被誉为"近代医学第一人"的张锡纯在其《医学衷中参西录》里评价近代医案：

"尝思医者喜阅医案，为其足以渝我性灵，益我神智也。然必其人之性灵神智，迥异恒流，而后其治验之案，乃能神明变化，广被医林。

愚尝执此以衡近代医案，得三家焉：一为喻氏《寓意草》，二为徐氏《洄溪医案》，其三即为《旧德堂医案》也。三家并峙，直如华岳三峰矣。"

徐灵胎的《洄溪医案》所撰医案虽较为简洁，但犀利透彻，早已广为人知（已收入中国中医药出版社出版的《徐灵胎医学全书》）。若论医案生动细腻、启发思路，则当属《寓意草》和《旧德堂医案》。虽然这两部医案亦精彩纷呈，但毕竟尚未达到像《洄溪医案》那样广泛的阅读率。所以，我们特意将《寓意草》和《旧德堂医案》这两部医案合集出版，希望读者能从中感受"越辨越明、直抒胸臆"的快感。

马家驹　谷晓红

2015 年 6 月 25 日

总目录

寓　意　草

内容提要

　　《寓意草》是著名的中医医案著作，是明末清初医家喻昌（喻嘉言）所著。喻氏被誉为清初三大名医之一，《清史稿·喻昌传》言其"治疗多奇中，才辨纵横不可一世"。代表著作有《寓意草》《尚论篇》《医门法律》。喻氏在《寓意草》书中倡导先议病后用药，并厘定了医案记载模板，以医案的形式表述了喻氏的学术思想及临床辨治思路。喻氏所选医案，论证严密，善于分析病因病机，明辨医理，格物致知。同时喻嘉言的一些著名学术观点如"润肺救燥""逆流挽舟"等均在该书有一定的表达。《寓意草》在古代医案著作中地位重要，是中医临床学者必读经典之一。

点校说明

喻昌（1585—1664 年），字嘉言，晚年号西昌老人，为明末清初的著名医学家。生于江西新建（今南昌），卒于江苏常熟（古称虞）。其代表著作为《喻嘉言医学三书》（《寓意草》《尚论篇》《医门法律》），与张璐、吴谦一起被誉为清初三大名医。因其在《伤寒论》研究方面主张打乱原文，重新编次，提倡三纲鼎立学说，并重视辨证论治，故也被后人誉为明清伤寒五大家之一。

《清史稿·喻昌传》载："喻昌，幼能文，不羁，与陈际泰游。明崇祯中以副榜贡生八都止书言事，寻诏征不就，往来靖安间，披剃为僧，复蓄发游江南。顺治中侨居常熟，以医名，治疗多奇中，才辨纵横不可一世。"其中谈到的才辨纵横，即指喻嘉言善于明辨医理、格物致知，以曲畅经旨，辟方士之谬误，而破轻信之惑，突出表现在《寓意草》。

《寓意草》为喻嘉言的医案集，通过医案表达其辨病、议病的思想。其强调辨证论治，针对当时议药不议病、不深究医理、反而重视方药的弊端进行批判。该书倡导先议病后用药，并厘定了医案记载模板，同时也一定程度上纠正了时弊，如驳斥了当时士大夫喜服热药种子、畏用参的陋习等。

《寓意草》共 66 篇文章，记载医案 70 余则。该书以医案为载体来表达医理，反而不着重于医案治疗与方药本身，大多是寥寥几句带过。说明此书目的不在于医案，而是通过医案表达其议病、强调辨证论治的思想。诚如胡卓臣先生所曰：观此一论，不必问方，而已得其意之所存。

同时喻嘉言的一些学术观点如"润肺救燥""逆流挽舟""扶正祛邪"等在该书都有一定的表达。读者可结合该书细细体悟喻嘉言的临证思路、学术观点。

《寓意草》初刊于明崇祯十六年癸未（1643）。清以后，《寓意草》的流传分为两个系统，一是单行本系统，自清康熙间至民国有30余种。在这些单行本中，早期多为刻本，如清乾隆二十八年癸未（1763）集思堂刻本，清末迄民国多为石印本，如民国初上海广益书局石印本，还有个别的铅印本，如1936年三民图书公司铅印本。此外，尚有日本享保十四年乙酉（1929）日本皇都书坊刻本。二是《寓意草》以丛书的形式流传。《喻氏医书三种》辑喻昌所著《医门法律》《尚论篇》和《寓意草》而成，初刊于清顺治十八年辛丑（1661）。喻氏著作的频繁刊行反映了社会的需求，喻昌的医名也与《喻氏医书三种》的辑印有密切关系。

综括而言，《寓意草》自其问世至今，其各种版本约70余种。众多的版本，不仅说明了《寓意草》的价值，也足以证明喻昌之学的影响〔谢晓丽，焦振廉.《寓意草》成书及流传情况述略. 陕西中医，2008，29（2）：247-248.〕。

《寓意草》笔调生动活泼，文字古奥，为类比说明因而用典较多，给阅读带来一定的困难。本次校勘，主要本着以保持著作原貌，方便读者阅读的原则，具体点校问题说明如下：

（一）此次点校以明崇祯十六年癸未（1643）刻本为底本，以光绪二十年（1894）上海图书集成本为主校本，以1958年上海卫生出版社本和1984年江西人民出版社排印本为参校本。

（二）根据以上底本、主校本、参校本，认真运用四校进行校勘，缺者补之，重复者删之，讹误者正之，使之回归于著作原貌。

（三）结合底本、校本，将繁体字改为通行简体字，予以横排，并据其文意，给予合适的分段、标点符号等。对于文中疑难处，加以注释，以符合读者阅读习惯，便于识读。

（四）凡底本脱、讹、衍、倒之处，均据校本详加校勘，并予改正。对于一些明显的错别字、异体字、通假字等，给予相应更改，如"展转"更正为"辗转"；"全愈"更正为"痊愈"；"止是"更正为"只是"；"沾滞"更正为"黏滞"等。对于不影响阅读的部分通假字，则不做修改，以尽力保持著作原貌，具体不一一说明。

（五）原书胡卣臣等点评议论放在章节末，以小字号标示，以示与正文区别。

校勘虽尽心尽力，但限于学识，不妥之处，敬请读者提出宝贵意见，以便重印、再版时纠正。

点校者
2014 年 2 月

自　序

　　闻之医者意也。一病当前，先以意为运量。后乃经之以法，纬之以方，《内经》所谓微妙在意是也。医孰无意？而浅深由是，枘凿由是，径庭由是，而病机之安危倚伏，莫不由是。意之凝释，剖判荒茫，顾不危耶！大学诚意之功，在于格致，而其辨尤严于欺、慊之两途。盖以杀机每随于阴幽，而生机恒苞于粹白。庄周曰：天地之道，近在胸臆。万一肺腑能语，升坠可怜。先儒人鬼关之辨精矣。昌谓医事中之欺、慊，即众人之人鬼关也。奈何世之业医者，辄艳而称儒。儒之诵读无灵者，辄徙而言医。究竟无主之衷，二三杂揉，医与儒之门两无当也。求其拔类者，长沙一人而已。代有哲人，然比之仙释，则寥寥易于指数，岂非以小道自隘，莫溯三氏渊源乎？

　　夫人生驱光逐景，偶影同游，欣慨交心，况于生死安危，忍怀侥幸。芸芸者物也，何以不格？昭昭者知也，何以不致？惟虚惟无，萌于太素者意也，何以不诚？格一物即致一知。尚恐逐物求知，乃终日勘病，不知病为何物，而欲望其意之随举随当也，不亦难乎！昌于此道无他长，但自少至老，耳目所及之病，无不静气微心，呼吸与会，始化我身为病身。负影只立，而呻吟愁毒，恍忽而来，既化我心为病心，苟见其生，实欲其可，而头骨脑髓，捐之不惜。傥①病多委折，治少精详，早已内焫，他病未痊，我身先瘁。渊明所谓斯情无假，以故不能广及。然求诚一

---

　　① 傥（tǎng）：倘若，假使。

9

念，多于生死轮上寂寂披迴。不知者谓昌从纸上得之，夫活法在人，岂纸上所能与耶？

譬之兵法军机，马上且不能得，况于纸上妄说孙吴？但令此心勤密在先，冥灵之下，神挺自颖，迩年②先议病后用药，如射者引弓，预定中的之高下，其后不失，亦自可观。何必剜肠涤肺，乃称奇特哉。不揣欲遍历名封，大彰其志，不谓一身将老。世态日纷，三年之久，不鸣一邑，幸值谏议卤臣胡老先生建言归里，一切修举，悉从朝廷起见。即昌之一得微长，并蒙格外引契，参定俚案之近理者，命名《寓意草》。捐资付梓，其意欲使四方周览之士，大破成局。同心愍痛，以登斯民于寿域，而为圣天子中兴燮理之一助云，然则小试寓意，岂易易能哉！

崇祯癸未岁季冬月西昌喻昌嘉言甫识

---

② 迩年：近年。

目 录

11

13

先议病后用药

从上古以至今时，一代有一代之医，虽神圣贤明，分量不同。然必不能舍规矩准绳，以为方圆平直也。故治病必先识病，识病然后议药，药者所以胜病者也。识病，则千百药中，任举一二种用之且通神。不识病，则歧多而用眩。凡药皆可伤人，况于性最偏驳者乎。迩来习医者众，医学愈荒，遂成一议药不议病之世界。其夭枉不可胜悼，或以为杀运使然，不知天道岂好杀恶生耶？

每见仕宦家，诊毕即令定方，以示慎重。初不论病从何起，药以何应，致庸师以模棱迎合之术，妄为拟议。迨药之不效，诿于无药。非无药也，可以胜病之药，以不识病情而未敢议用也。危哉！《灵枢》《素问》《甲乙》《难经》无方之书，全不考究，而后来一切有方之书，奉为灵宝，如朱丹溪一家之言，其《脉因症治》一书，先论脉、次因、次症，后乃论治，其书即不行。而《心法》①一书，群方错杂，则共宗之。又《本草》止述药性之功能，人不加嗜，及缪氏《经疏》②，兼述药性之过劣，则莫不悬之肘后，不思草木之性，亦取其偏以适人之用。其过劣不必言也，言之而弃置者众矣！曷不将《本草》诸药，尽行删抹，独留无过之药五七十种而用之乎？其于《周礼》令医人采毒药，以供医事之旨，及历

---

① 《心法》：即元·朱丹溪所著《丹溪心法》。

② 《经疏》：明·缪希雍所著《神农本草经疏》。

代帝王，恐《本草》为未备，而博采增益之意，不大剌谬乎？欲破此惑，无如议病精详。

病经议明，则有是病即有是药。病千变，药亦千变，且勿论造化生心之妙。即某病之以某药为良，某药为劫者，至是始有定名。若不论病，则药之良毒善恶，何从定之哉。可见药性所谓良毒善恶，与病体所谓良毒善恶不同也。而不知者，必欲执药性为去取，何其陋耶！故昌之议病非得已也，昔人登坛指顾，后效不爽前言。聚米如山，先事已饶硕画。医虽小道，何独不然，昌即不能变俗，实欲借此榜样，阐发病机，其能用不能用何计焉。

胡卣臣先生曰：先议病，后用药，真《金匮》未抽之论。多将熇熇，不可救药。是能议病者，若药不瞑眩，厥疾不瘳，是能用药者。

与门人定议病式

某年某月，某地某人，年纪若干，形之肥瘦、长短若何？色之黑白、枯润若何？声之清浊、长短若何？人之形志、苦乐若何？病始何日？初服何药？次后再服何药？某药稍效、某药不效？时下昼夜孰重、寒热孰多？饮食喜恶多寡？二便滑涩无有？脉之三部九候，何候独异？二十四脉中，何脉独见、何脉兼见？其症或内伤，或外感，或兼内外，或不内外，依经断为何病？其标本先后何在？汗、吐、下、和、寒、温、补、泻何施？其药宜用七方中何方？十剂中何剂？五气中何气？五味中何味？以何汤名为加减和合？其效验定于何时？一一详明，务令纤毫不爽，起众信从，允为医门矜式，不必演文可也。

某年者，年上之干支，治病先明运气也。某月者，治病必本四时也。某地者，辨高卑燥湿五方异宜也。某龄、某形、某声、某气者，用之合脉图万全也。形志苦乐者，验七情劳逸也。始于何日者，察久近传变也。历问病症药物验否者，以之斟酌己见也。昼夜寒热者，辨气分血分也。饮食、二便者，察肠胃乖和也。三部九候，何候独异，推十二经脉受病之所也。二十四脉见何脉者，审阴阳表里无差忒也。根据经断为何病者，名正则言顺，事成如律度也。标本先后何在者，识轻重次第也。汗、吐、下、和、寒、温、补、泻何施者，求一定不差之法也。七方大、小、缓、急、奇、偶、复，乃药之制，不敢滥也。十剂宣、通、补、泄、轻、重、滑、涩、燥、湿，乃药之宜，不敢泛也。五气中何气，五味中何味者，用药最上之法。寒、热、温、凉、平，合之酸、辛、甘、苦、咸也。引汤名为加减者，循古不自用也。刻效于何时者，逐款辨之不差，以病之新久、五行定痊期也。若是则医案之在人者，工拙自定，积之数十年，治千万人而不爽也。

胡卣臣先生曰：此如条理始终，然智圣之事已备。

论金道宾真阳上脱之证

金道宾之诊。左尺脉和平，右尺脉如控弦、如贯索，上中甚锐。予为之骇曰：是病枝叶未有害，本实先拨，

17

必得之醉而使内①也。曰：诚有之，但已绝欲三年，服人参斤许，迄今诸无所苦。惟闭目转盼，则身非己有，恍若离魂者然，不识可治与否。予曰：可治。再四令疏方，未知方中之意。

归语门人，因请立案。予曰：凡人佳冶当前，贾勇以明得意，又助之以曲蘖②，五脏翻覆，宗筋纵弛，百脉动摇，以供一时之乐，不知难为继也。尝有未离女躯，倾刻告殒者矣，是病之有今日者幸也。绝欲三年，此丈夫之行，可收桑榆者。但不知能之不为乎，抑为之不能乎？不为者，一阳时生，斗柄尝运。不能者，相安于无事而已。夫人身之阴阳，相抱而不脱，是以百年有尝，故阳欲上脱，阴下吸之，不能脱也。阴欲下脱，阳上吸之，不能脱也。即病能非一，阴阳时有亢战，旋必两协其平，惟大醉大劳，乱其常度，二气乘之，脱离所争，不必其多，即寸中脱出一分，此一分便孤而无耦③，使营魄不能自主。治法要在寻其罅漏而缄固之，断鳌立极，炼石补天，非饰说也。

若不识病所，而博搜以冀弋获，虽日服人参，徒竭重资，究鲜实益。盖上脱者，妄见妄闻，有如神灵。下脱者，不见不闻，有如聋聩。上脱者，身轻快而汗多淋漓。下脱者，身重着而肉多青紫。昔有新贵人，马上扬扬得意，未及回寓，一笑而逝者，此上脱也。又有人寝而遭魇，身如被杖，九窍出血者，此下脱也。其有上下

---

① 内：行房事之意。
② 曲蘖：皆为酿酒原料。此处代指酒。
③ 耦：通"偶"。

一时俱脱者，此则暴而又暴，不多经见者。其有左右相畸而脱者，右从下，左从上，魂升魄降同例也。但治分新久，药贵引用。新病者，阴阳相乖，补偏救弊，宜用其偏。久病者，阴阳渐入，扶元养正，宜用其平。若久病误以重药投之，转增其竭绝耳。

引用之法：上脱者，用七分阳药、三分阴药而夜服，从阴以引其阳。下脱者，用七分阴药、三分阳药而昼服，从阳以引其阴。引之又引，阴阳忽不觉其相抱，虽登高临深无所恐，发表攻里无所伤矣。经云：阴平阳秘，精神乃治。正谓此也。

善调者，使坎中之真阳上升，则周身之气，如冬至一阳初生，便葭管飞灰，天地翕然从其阳。使离中之真阴下降，则周身之气，如夏至一阴初生，便蘡蝈迭应，天地翕然从其阴。是身中原有大药，岂区区草木所能方其万一者耶！

胡卣臣先生曰：言脱微矣，言治脱更微。盖天地其犹橐龠，理固然也。

金道宾后案

金道宾前案，次年始见而问治焉。今再伸治法，夫道宾之病，真阳上脱之病也。真阳者，父母构精时一点真气，结为露水小珠，而成胎之本也。故胎在母腹，先结两岐[①]，即两肾也。肾为水脏，而真阳居于其中，在易坎中之阳为真阳，即此义也。真阳既以肾为窟宅，而潜

---

① 岐：通"歧"。

伏水中，凝然不动，嘿与一身相管摄，是以足供百年之用。惟夫纵欲无度，肾水日竭，真阳之面目始露。夫阳者亲上者也，至于露则魄汗淋漓，目中有光，面如渥丹，其飞扬屑越，孰从把握之哉！所谓神魂飘荡，三年未有宁宇也，故每岁至冬而发，至春转剧，盖无以为冬水收藏之本，无以为春木发生之基。以故腰脊牵强，督脉缩而不舒，且眩掉动摇，有风之象，总由自伐其生生之根耳。

夫生长化收藏之运，有一不称其职，便为不治之症。今奉藏者少，奉生者更少，为不治无疑矣。而仆断为可治者，以有法治之也。且再经寒暑，阴阳有渐入之机，而验之人事，三年间如处绝域、居围城，莫必旦夕之命，得于惩创者必深，夫是以知其可治也。初以煎剂治之，剂中兼用三法：一者以涩固脱；一者以重治怯；一者以补理虚。缘真阳散越于外，如求亡子，不得不多方图之。服之果获大效，于是为外迎之法以导之，更进而治其本焉。

治本一法，实有鬼神不觑之机，未可以言语形容者，姑以格物之理明之。畜鱼千头者，必置介类于池中，不则其鱼乘雷雨而冉冉腾散。盖鱼虽潜物，而性乐于动，以介类沉重下伏之物，而引鱼之潜伏不动，同气相求，理通玄奥也。故治真阳之飞腾屑越，不以龟鳖之类引之下伏，不能也。此义直与奠玄圭而告平成，施八索以维地脉，同符合撰。前案中所谓断鳌立极，早已言之矣。然此法不可渎也，渎则鱼乱于下矣。其次用半引半收之法，又其次用大封大固之法。封固之法，世虽无传，先贤多有解其旨者。观其命方之名，有云三才封髓丸者，有云金锁正元丹者。封锁真阳，不使外越，意自显然，先得我心之同矣。

前江鼎翁公祖案中，盏中加油则灯愈明，炉中覆灰则火不熄之说，亦早已言之矣。诚使真阳复返其宅，而凝然与真阴相恋，然后清明在躬，百年尝保无患。然道宾之病，始于溺情，今虽小愈，倘无以大夺其情，势必为情所坏。惟是积精以自刚，积气以自卫，积神以自王，再加平日之把持，庶乎参天之干，非斧斤所能骤伤者。若以其时之久而难于忍耐也，彼立功异域，啮雪虏庭，白首始得生还者，夫独非人也欤哉！

前案中以绝欲三年为丈夫行，可收桑榆者，亦早已言之矣。今以药石生之，更不得不以苦言继之。仆不自度量，辄以一苇障狂澜也，其能乎否耶？

胡卣臣先生曰：妙理微机，一经抽发，真有一弹而三日乐，一徽而终日悲者。

辨袁仲卿小男死证再生奇验并详诲门人

袁仲卿乃郎，入水捉蟛蜞①为戏，偶仆水中，家人救出。少顷大热呻吟，诸小儿医以镇惊清热合成丸散与服二日，遂至昏迷不醒，胸高三寸，颈软头往侧倒，气已垂绝，万无生理。再四求余往视，诊其脉，止似蛛丝，过指全无。以汤二茶匙，滴入口中，微有吞意。谓之曰：吾从来不惧外症之重，但脉已无根，不可救矣。一赵姓医曰：鼻如烟煤，肺气已绝，纵有神丹，不可复活。余曰：此儿受症，何至此极！主人及客俱请稍远，待吾一

---

① 蟛蜞：淡水产小型蟹类。又称磨蜞、螃蜞。

21

人独坐，静筹其故。良久曰：得之矣。其父且惊且喜，医者愿闻其说。

余曰：惊风一症，乃前人凿空妄谈，后之小儿受其害者，不知几千百亿兆。昔与余乡幼科争论，殊无证据，后见方中行先生《伤寒条辨》后附痉书一册，专言其事，始知昔贤先得我心，于道为不孤。如此症因惊而得，其实跌仆水中，感冷湿之气，为外感发热之病，其食物在胃中者，因而不化，当比夹食伤寒例，用五积散治之。医者不明，以金石寒冷药镇坠，外邪深入脏腑，神识因而不清。其食停胃中者，得寒凉而不运，所进之药，皆在胃口之上，不能透入，转积转多，以致胸高而突。宜以理中药运转前药，倘得症减脉出，然后从伤寒门用药，尚有生理。医者曰：鼻如烟煤，肺气已绝，而用理中，得毋重其绝乎？余曰：所以独坐沉思者，正为此耳。盖烟煤不过大肠燥结之征，若果肺绝，当汗出大喘，何得身热无汗？又何得胸高而气不逼，且鼻准有微润耶？此余之所以望其有生也。

于是煎理中汤一盏与服，灌入喉中，大啖一口，果然从前二日所受之药一齐俱出，胸突顿平，颈亦稍硬，但脉仍不出，人亦不苏。余曰：其事已验，即是转机，此为食之未动，关窍堵塞之故。再灌前药些少，热已渐退，症复递减。乃从伤寒下例，以玄明粉一味化水，连灌三次，以开其大肠之燥结。是夜下黑粪甚多，次早忽言一声云：我要酒吃。此后尚不知人事，以生津药频灌，一日而苏。

胡卣臣先生曰：惊风一症，小儿生死大关，孰知其为外感耶！习幼科者，才虚心领会此案，便可免乎殃咎，若骇为异说，

22

则造孽无极矣！

　　门人问曰：惊风一症，虽不见于古典，然相传几千百年，吾师虽辟其谬，顽钝辈尚不能无疑，请明辨之，以开聋聩。答曰：此问亦不可少，吾为子辈大破其惑，因以破天下后世之惑。盖小儿初生，以及童幼，肌肉筋骨、脏腑血脉，俱未充长。阳则有余，阴则不足，不比七尺之躯，阴阳交盛也。惟阴不足阳有余，故身内易至于生热，热盛则生痰、生风、生惊，亦所恒有。设当日直以四字立名曰热、痰、风、惊，则后人不炫①。因四字不便立名，乃节去二字，以"惊"字领头，"风"字煞尾。后人不解，遂以为奇特之病也。且谓此病有八候，以其头摇手劲也，而立抽掣之名；以其卒口噤脚挛急也，而立目邪心乱搐搦之名；以其脊强背反也，而立角弓反张之名。相传既久，不知其妄造，遇见此等症出，无不以为奇特。而不知小儿之腠理未密，易于感冒风寒，风寒中人，必先中入太阳经。太阳之脉，起于目内眦，上额交巅入脑，还出，别下项，挟脊抵腰中，是以病则筋脉牵强。因筋脉牵强，生出抽掣搐搦，角弓反张，种种不通名目，而用金石药镇坠，外邪深入脏腑，千中千死，万中万死，间有体坚症轻得愈者，又诧为再造奇功，遂至各守专门，虽日杀数儿，不自知其罪矣！百年之内，千里之远，出一二明哲，终不能一一尽剖疑关。如方书中有云"小儿八岁以前无伤寒"，此等胡言，竟出自高明，偏足为惊风之说树帜。曾不思小儿不耐伤寒，初传太阳一经，早已身强汗多，筋脉牵动，人事昏沉，势已

―――――――――――――

　　① 炫：迷惑，惑乱。

极于本经。汤药乱投，死亡接踵，何由见其传经解散耶！此所以误言小儿无伤寒也。不知小儿易于外感，易于发热，伤寒为独多。世所妄称为惊风者，即是也。

小儿伤寒，要在三日内即愈为贵，若待经尽方解，必不能耐矣。又刚痉无汗，柔痉有汗，小儿刚痉少，柔痉多，世医见其汗出不止，神昏不醒，往往以慢惊风为名，而用参、芪、术、附等药闭其腠理。热邪不得外越，亦为大害，但比金石药为差减耳。所以凡治小儿之热，但当彻其出表，不当固其入里也。仲景原有桂枝法，若舍而不用，从事东垣内伤为治，毫厘千里，最宜详细。又新产妇人去血过多，阴虚阳盛，其感冒发热，原与小儿无别。医者相传称为产后惊风，尤堪笑破口颊。要知吾辟惊风之说，非谓无惊病也。小儿气怯神弱，凡遇异形异声，骤然跌仆，皆生惊怖，其候面青粪青，多烦多哭，尝过于分别。不比热邪塞窍，神识昏迷，对面撞钟放铳①，全然不闻者。细详勘验，自识惊风凿空之谬。子辈既游吾门，日引光明胜义，洗濯肺肠，忽然灵悟顿开，便与饮上池无二。若但于言下索解，则不能尽传者多矣。

门人又问曰：伤寒原有一表一里之法，今谓热邪当从表出，不当令其深入，则里药全在所摈矣，岂于古法有未合欤？答曰：此问亦不可少。古法甚明，但后人鲁莽不悟耳。盖人身一个壳子，包着脏腑在内。从壳子上论，即骨亦表，而从近壳子处论，即膀胱尾闾之间，亦出表之路也。在外以皮毛为表之表，在内以大小孔道为里之表，总驱热邪从外出也。惟有五脏之间，精神魂魄，

_____

① 铳（chòng）：古代指火枪类火器。

24

意之所居，乃真谓之里，而不可令外邪深入耳。如盗至人家，近大门则驱从大门出，近后门则驱从后门出，正不使其深入而得窥寝室耳！若盗未至后门，必欲驱至；及已至后门，必欲驱从大门出，皆非自全之道也。试观心、肺、脾、肝、肾之内，并无血脉、皮毛、肌肉、筋骨也，而所主者，乃在外之血脉、皮毛、肌肉、筋骨，则安得以在外者，即名为表耶？所以伤寒之邪入内，有传腑传脏之不同，而传腑复有浅深之不同。胃之腑外主肌肉而近大门，故可施解肌之法，内通大小肠而近后门，故间有可下之法。至胆之腑，则深藏肝叶，乃寝室之内，去前后门俱远，故汗下两有不宜，但从和解而已。若传至三阴，则已舍大门而逼近寝室，设无他证牵制，惟有大开后门，极力攻之，使从大便出耳。今之治伤寒者，误以包脏腑之壳子分表里，故动辄乖错。诚知五脏深藏于壳内，而分主在外之血脉、皮毛、肌肉、筋骨也，胸中了然矣！

门人又问曰：获闻躯壳包乎五脏，奉之为主之海，心地顿开。但尚有一疑，不识人身之头，奉何脏为主耶？答曰：头为一身之元首，穹然居上，乃主脏而不奉藏者也。虽目通肝，耳通肾，鼻通肺，口通脾，舌通心，不过借之为户牖，不得而主之也。其所主之脏，则以头之外壳包藏脑髓。脑为髓之海，主统一身骨中之精髓，以故老人髓减，即头倾视深也。《内经》原有九脏之说，五脏加脑、髓、骨、脉、胆、女子胞，神脏五，形脏四，共合为九，岂非脑之自为一脏之主耶！吾谓脑之中虽不藏神，而脑之上为天门，身中万神集会之所，泥丸一宫，所谓上八景也。惟致虚之极者，始能冥漠上通，子辈奈何妄问所主耶。凡伤寒显头痛之症者，用轻清药彻其邪从上出，所谓表也。用搐鼻药搐去脑中黄水，所谓里也。若热已平复，当虑热邪未尽。用下药时，大黄必须酒浸，藉酒力以上达，所谓鸟巢高巅，射而取之之法也。今世治大头瘟一证，皆从身之躯壳分表里，不从头之躯壳分表里，是以死亡莫救。诚知脑之自为一脏，而专力以攻之，思过半矣！

附沙宅小儿治验

卫庠沙无翼，门人王生之表兄也。得子甚迟，然纵啖生硬冷物，一夕吐食暴僵，不醒人事，医以惊风药治之。浑身壮热，面若妆朱，眼吊唇掀，下利不计其数，满床皆污。至寓长跽请救，诊毕，谓曰：此慢脾风候也。脾气素伤，更以金石药重伤，今已将绝，故显若干危症。本有法可救，但须七日方醒，恐信不笃而更医，无识反得诿罪生谤。王生坚请监督其家，且以代劳，且以壮胆。于是用乌蝎四君子汤，每日灌一大剂，每剂用人参一钱。其家虽暗慌，然见面赤退而色转明润，便泻止而动移轻活，似有欲言不言之意，亦自隐忍。至第六晚忽觉手足不宁，揭去衣被，喜吞汤水，始极诋人参之害。王生先自张皇，竟不来寓告明，任其转请他医，才用牛黄少许，从前危症复出，面上一团死气，但大便不泻耳。重服理脾药，又五日方苏。

是役也，王生于袁仲卿一案若罔见，而平日提命，凡治阴病，得其转为阳病，则不药自愈。纵不愈，用阴分药一剂，或四物二连汤，或六味地黄汤，以济其偏，则无不愈。亦若罔闻，姑为鸣鼓之攻，以明不屑之诲。

26

辨黄长人伤寒疑难危症治验并详诲门人

黄长人犯房劳，病伤寒，守不服药之戒，身热已退。十余日外，忽然昏沉，浑身战栗，手足如冰。举家忙乱，亟请余至，一医已合就姜桂之药矣。余适见而骇之，姑俟诊毕，再三辟其差谬。主家自疑阴证，言之不入，又不可以理服，只得与医者约曰：此一病，药入口中，出生入死，关系重大。吾与丈各立担承，倘至用药差误，责有所归。医者曰：吾治伤寒三十余年，不知甚么担承。余笑曰：吾有明眼在此，不忍见人活活就毙，吾亦不得已耳，如不担承，待吾用药。

主家方才心安，亟请用药。余以调胃承气汤，约重五钱，煎成热服半盏。少顷，又热服半盏。其医见厥渐退，人渐苏，知药不误，辞去。仍与前药服至剂终，人事大清，忽然浑身壮热，再与大柴胡一剂，热退身安。

门人问曰：病者云是阴证见厥，先生确认为阳证，而用下药果应，其理安在？答曰：其理颇微，吾从悟入，可得言也。凡伤寒病，初起发热，煎熬津液，鼻干口渴便秘。渐至发厥者，不问而知为热也。若阳证忽变阴厥者，万中无一，从古至今无一也。盖阴厥得之阴证，一起便直中阴经，唇青面白，遍体冷汗，便利不渴，身蜷多睡，醒则人事了了，与伤寒传经之热邪，转入转深，人事昏惑者，万万不同。诸书类载阴阳二厥为一门，即明者犹为所混，况昧者乎！如此病先犯房室，后成伤寒，世医无不为阴厥之名所惑，往往投以四逆等汤，促其暴亡，而诿之阴极莫救，致冤鬼夜嚎，尚不知悟，总由传

27

派不清耳。盖犯房劳而病感者，其势不过比常较重，如发热则热之极，恶寒则寒之极，头痛则痛之极。所以然者，以阴虚阳往乘之，非阴乘无阳之比。况病者始能无药，阴邪必轻。旬日渐发，尤非暴证，安得以厥阴之例为治耶！且仲景明言：始发热六日，厥反九日，后复发热三日，与厥相应，则病旦暮愈。又云：厥五日，热亦五日，设六日当复厥，不厥者自愈。明明以热之日数，定厥之痊期也。又云：厥多热少则病进，热多厥少则病退。厥愈而热过久者，必便脓血发痈。厥应下而反汗之，必口伤烂赤。先厥后热，利必自止，见厥复利，利止，反汗出咽痛者，其喉为痹。厥而能食，恐为除中。厥止思食，邪退欲愈。凡此之类，无非热深热厥之旨，原未论及于阴厥也。至于阳分之病，而妄汗、妄吐、妄下，以至势极，如汗多亡阳，吐利烦躁，四肢逆冷者，皆因用药差误所致。非以四逆、真武等汤挽之，则阳不能回，亦原不为阴证立方也。

盖伤寒才一发热发渴，定然阴分先亏，以其误治，阳分比阴分更亏，不得已从权用辛热先救其阳，与纯阴无阳、阴盛格阳之证，相去天渊。后人不窥制方之意，见有成法，转相效尤，不知治阴证以救阳为主，治伤寒以救阴为主。伤寒纵有阳虚当治，必看其人血肉充盛，阴分可受阳药者，方可回阳。若面黧舌黑，身如枯柴，一团邪火内燔者，则阴已先尽，何阳可回耶？故见厥除热，存津液元气于什一，已失之晚，况敢助阳劫阴乎？

《证治方》云：若证未辨阴阳，且与四顺丸①试之。《直指方》②云：未辨疑似，且与理中丸试之。亦可见从前未透此关，纵有深心，无可奈何耳。因为子辈详辨，并以告后之业医者。

胡卤臣先生曰：性灵自启，应是轩岐堂上再来。

治金鉴伤寒死证奇验

金鉴春月病温，误治二旬，酿成极重死证。壮热不退，谵语无伦，皮肤枯涩，胸膛板结，舌卷唇焦，身蜷足冷，二便略通，半渴不渴，面上一团黑滞。从前诸医所用之药，大率不过汗下和温之法，绝无一效，求救于余。

余曰：此证与两感伤寒无异，但两感证日传二经，三日传经已尽即死。不死者，又三日再传一周，定死矣。此春温证不传经，故虽邪气留连不退，亦必多延几日，待元气竭绝乃死。观其阴证阳证，两下混在一区，治阳则碍阴，治阴则碍阳，与两感证之病情符合。仲景原谓死证，不立治法。然曰发表攻里，本自不同，又谓活法在人，神而明之，未尝教人执定勿药也。吾有一法，即以仲景表里二方为治，虽未经试验，吾天机勃勃自动，忽生变化，若有鬼神相助，必可效也。

于是以麻黄附子细辛汤，两解其在表阴阳之邪。果然皮间透汗，而热全清，再以附子泻心汤，两解其在里

---

① 四顺丸：即明·王肯堂《证治准绳》四顺汤改作丸剂。原方：附子一枚，干姜三两，人参、甘草各一两。

② 《直指方》：宋·杨士瀛所著《仁斋直指方论》。

阴阳之邪，果然胸前柔活，人事明了，诸症俱退。次日即思粥，以后竟不需药。只此二剂，而起一生于九死，快哉！

辨徐国桢伤寒疑难急症治验

徐国桢伤寒六七日，身热目赤，索水到前，复置不饮，异常大躁，将门牖洞启，身卧地上，辗转不快，更求入井。一医汹汹急以承气与服。

余证其脉洪大无伦，重按无力，谓曰：此用人参附子干姜之证，奈何认为下证耶？医曰：身热目赤，有余之邪，躁急若此，再以人参附子干姜服之，逾垣上屋矣！余曰：阳欲暴脱，外显假热，内有真寒，以姜附投之，尚恐不胜回阳之任，况敢纯阴之药，重劫其阳乎？观其得水不欲咽，情已大露，岂水尚不欲咽，而反可咽大黄、芒硝乎？天气燠蒸，必有大雨，此证顷刻一身大汗，不可救矣。且既认大热为阳证，则下之必成结胸，更可虑也。惟用姜附，可谓补中有发，并可以散邪退热，一举两得，至稳至当之法，何可致疑？吾在此久坐，如有差误，吾任其咎。

于是以附子、干姜各五钱，人参三钱，甘草二钱，煎成冷服。服后寒战，戛齿有声，以重绵和头覆之，缩手不肯与诊，阳微之状始著。再与前药一剂，微汗热退而安。

胡卣臣先生曰：先生雄辩，可以当仁。

30

治钱仲昭伤寒发斑危症奇验

钱仲昭患时气外感三五日，发热头痛。服表汗药，疼止热不清，口干唇裂，因而下之，遍身红斑，神昏谵语，食饮不入，大便复秘，小便热赤，脉见紧小而急。谓曰：此证全因误治，阳明胃经表里不清，邪热在内，如火燎原，津液尽干，以故神昏谵语。若斑转紫黑，即刻死矣。目今本是难救，但其面色不枯，声音尚朗，乃平日保养，肾水有余，如旱田之侧，有下泉未竭，故神虽昏乱，而小水仍通，乃阴气未绝之征，尚可治之。不用表里，单单只一和法，取七方中小方，而气味甘寒者用之，惟如神白虎汤一方，足以疗此。

盖中州元气已离，大剂、急剂、复剂俱不敢用，而虚热内炽，必甘寒气味，方可和之耳。但方须宜小，而服药则宜频，如饥人本欲得食，不得不渐渐与之，必一昼夜频进五七剂，为浸灌之法，庶几邪热以渐而解，元气以渐而生也。若小其剂复旷其日，纵用药得当，亦无及矣。如法治之，更一昼夜而病者热退神清，脉和食进，其斑自化。

胡卣臣先生曰：病与药所以然之地，森森警发。

治伤寒坏证两腰偻废奇验

张令施乃弟伤寒坏证，两腰偻废，卧床彻夜痛叫，百治不效，求诊于余。其脉亦平顺无患，其痛则比前大减。余曰：病非死证，但恐成废人矣。此证之可以转移

31

处，全在痛如刀刺，尚有邪正互争之象，若全然不痛，则邪正混为一家，相安于无事矣。今痛觉大减，实有可虑，宜速治之。病者曰：此身既废，命安从活？不如速死。余蹙额欲为救全，而无治法，谛思良久，谓热邪深入两腰，血脉久闭，不能复出，只有攻散一法。而邪入既久，正气全虚，攻之必不应。

乃以桃仁承气汤，多加肉桂、附子二大剂与服，服后即能强起，再仿前意为丸，服至旬余全安。此非昔人之已试，乃一时之权宜也，然有自来矣！仲景于结胸证，有附子泻心汤一法，原是附子与大黄同用。但在上之证气多，故以此法泻心，然则在下之证血多，独不可仿其意，而合桃仁、肉桂以散腰间之血结乎！后江古生乃弟，伤寒两腰偻废痛楚，不劳思索，径用此法二剂而愈。

胡卣臣先生曰：金针虽度，要解铸古熔今，始能下手。

辨黄起潜曙修时气伤寒治各不同

黄曙修与乃翁起潜，春月同时病温。乃翁年老而势轻，曙修年富而势重。势重者，以冬不藏精，体虚不任病耳。余见其头重着枕，身重着席，不能转侧，气止一丝，不能言语，畏闻声响，于表汗药中，用人参七分。伊表侄施济卿，恐其家妇女得知，不与进药，暗赠人参入药。服后汗出势减，次日再于和解药中，赠人参一钱与服，服后即大便一次。曙修颇觉轻爽，然疑药下之早也，遣人致问。余告以此证表已解矣，里已和矣，今后缓调，即日向安，不必再虑。

往诊见老翁病尚未愈，头面甚红。谓曰：望八老翁，下元虚惫，阳浮于上，与在表之邪相合，所谓戴阳之证也。阳已戴于头面，不知者更行表散，则孤阳飞越，而危殆立至矣。此证从古至今，只有陶节庵立法甚妙，以人参、附子等药，收拾阳气，归于下元，而加葱白透表以散外邪。如法用之即愈，万不宜迟。渠家父子俱病，无人敢主，且骇为偏僻之说，旋即更医。投以表药，顷刻阳气升腾，肌肤粟起，又顷刻寒颤切牙，浑身冻裂而逝。翁虽海滨一氓，留心管晏①富国之略，而赍志以没也，良足悼矣。其医于曙修调理药仍行克伐，致元气日削，谢绝医药，静养六十余日，方起于床。

愈后，凡遇戚友家，见余用药，率多诋訾，设知当日解表和中，俱用人参，肯舍命从我乎？是其所以得全者，藉于济卿之权巧矣。

附伤寒戴阳证

石开晓病伤风咳嗽，未尝发热，日觉急迫欲死，呼吸不能相续，求余诊之。余见其头面赤红，躁扰不歇，脉亦豁大而空。谓曰：此证颇奇，全似伤寒戴阳证，何以伤风小恙亦有之。急宜用人参、附子等药，温补下元，收回阳气，不然子丑时一身大汗，脱阳而死矣。

渠不以为然，及日落，阳不用事，愈慌乱不能少支，忙服前药，服后稍宁片刻，又为床侧添同寝一人，逼出其汗如雨。再用一剂，汗止身安，咳嗽俱不作。询其所由，云连服麻黄药四剂，遂尔躁急欲死，然后知伤风亦

① 管晏：春秋中后期齐国政治家管仲和晏婴。《史记》有《管晏列传》。

33

有戴阳证，与伤寒无别，总因其人平素下虚，是以真阳易于上越耳。

胡卣臣先生曰：戴阳一证，剖析精详，有功来学。

辨王玉原伤寒后余热并永定善后要法

王玉原昔年感证，治之不善，一身津液，尽为邪热所烁，究竟十年余，热未尽去，右耳之窍尝闭。今夏复病感，缠绵五十多日，面足浮肿，卧寐不宁，耳间气往外触。盖新热与旧热相合，狼狈为患，是以难于去体，医者不察其绸缪胶结之情，治之茫不中窾。延至秋深，金寒水冷，病方自退。然浅者可退，深者莫由遽退也。面足浮肿者，肺金之气，为热所壅，失其清肃下行之权也；卧寐不宁者，胃中之津液干枯，不能内荣其魂魄也；耳间大气撞出者，久闭之窍，气来不觉。今病体虚羸，中无阻隔，气逆上冲，始知之也，外病虽愈，而饮食药饵之内调者，尚居其半，特挈二事大意，为凡病感者，明善后之法焉。

盖人当感后，身中之元气已虚，身中之邪热未净，于此而补虚，则热不可除，于此而清热，则虚不能任，即一半补虚，一半清热，终属模糊，不得要领。然舍补虚清热外，更无别法，当细辨之。补虚有二法，一补脾，一补胃。如疟痢后脾气衰弱，饮食不能运化，宜补其脾；如伤寒后胃中津液久耗，新者未生，宜补其胃，二者有霄壤之殊也。清热亦有二法，初病时之热为实热，宜用苦寒药清之；大病后之热为虚热，宜用甘寒药清之，二者亦霄壤之殊也。

34

人身天真之气，全在胃口，津液不足即是虚，生津液即是补虚，故以生津之药，合甘寒泻热之药，而治感后之虚热，如麦门冬、生地黄、牡丹皮、人参、梨汁、竹沥之属，皆为治法。仲景每用天水散①以清虚热，正取滑石、甘草，一甘一寒之义也。设误投参、芪、苓、术补脾之药为补，宁不并邪热而补之乎。至于饮食之补，但取其气，不取其味，如五谷之气以养之，五菜之气以充之。每食之间，便觉津津汗透，将身中蕴蓄之邪热，以渐运出于毛孔，何其快哉！人皆不知此理，急于用肥甘之味以补之，目下虽精采健旺可喜，不思油腻阻滞经络，邪热不能外出，久久充养完固，愈无出期矣。前哲有鉴于此，宁食淡茹蔬，使体暂虚而邪易出，乃为贵耳。前药中以浮肿属脾，用苓、术为治，以不寐责心，用枣仁、茯神为治，总以补虚清热之旨未明，故详及之。

胡卣臣先生曰：伤寒后饮食药饵二法，足开聋聩。

答门人问蒋中尊受病致死之因

门人问曰：崇明蒋中尊病伤寒，临危求肉汁淘饭半碗，食毕，大叫一声而逝，此何故也？答曰：今人外感病，兼内伤者多，用药全要分别。如七分外感，三分内伤，则治外感药中，宜用缓剂小剂，及姜枣和中为引，庶无大动正气汗血等累。若七分内伤，三分外感，则用药全以内伤为主，但加入透表药一味，而热服以助药势，

---

① 天水散：即六一散之别称。因六一散出自金·刘河间《黄帝素问宣明论方》，故疑"仲景每用天水散"一句有误。

则外感自散。盖以内伤之人，才有些微外感，即时发病，不似壮盛之人，必所感深重，其病乃发也。

蒋中尊者，向曾见其满面油光，已知其精神外用，非永寿之人也。人惟欿然①不足，方有余地，可以应世，可以当病。若夫神采外扬，中之所存，宁复有几耶？近闻其宦情与声色交浓，宵征海面，冒屡烟蛟雾之氛，尚犯比顽之戒，则其病纯是内伤，而外感不过受雾露之气耳。雾露之邪，其中人也，但入气分清道，原不传经，故非发表攻里所能驱。惟培元气，厚谷气，则邪不驱而自出。设以其头晕发热，认为太阳之证，误表其汗，则内伤必转增，而危殆在所必致矣。且内伤之人，一饱一饥，早已生患，又误以为伤寒而绝其食，已虚益虚，致腹中馁惫，求救于食。食入大叫一声者，肠断而死也，此理甚明，如饥民仆地即死，气从中断，不相续也。又如膈病，辗转不能得食，临危每多大叫而逝，以无外感之邪乱其神明，是以炯炯自知其绝也。果有外邪与正交争，其人未死前，先已昏惑不省矣，安得精明若是哉？子于望闻问切之先，早清其鉴可矣。

门人又问曰：每见人之神采外扬者，病发恒多汗而躁急，不识何药可以治之？答曰：上药在以神治神，盖神既外扬，必须内守，方可逆挽。老子所谓知其雄守其雌，知其白守其黑，真对证之药也。若夫草木之性，则取其气下达而味沉厚者，用之恒使勿缺，仿灌园之例，频频预沃之以水，而防其枯竭可也。

门人又问曰：临危索饭之时，尚有药可救否？曰：

---

① 欿（kǎn）然：不自满。

独参汤可以救之。吾尝治一孕妇伤寒，表汗过后，忽唤婢作伸冤之声，知其扰动阳气，急迫无奈，令进参汤。不可捷得，遂以白术三两，熬浓汁一碗与服，即时安妥，况人参之力百倍白术耶！

论内伤转疟宜防虚脱并治验

袁继明素有房劳内伤，偶因小感，自煎姜葱汤表汗，因而发热三日，变成疟疾。余诊其脉，豁大空虚，且寒不成寒，热不成热，气急神扬，知为元阳衰脱之候。因谓其父曰：令郎光景，窃虑来日疟至，大汗不止，难于救药。倘信吾言，今晚急用人参二两，煎浓汁频服防危。渠父不以为意，次日五鼓时，病者精神便觉恍惚，叩门请救。及觅参至，疟已先发矣。

余甚彷徨，恐以人参补住疟邪，虽救急无益也。只得姑俟疟势稍退，方与服之。服时已汗出沾濡，顷之果然大汗不止，昏不知人，口流白沫，灌药难入，直至日暮，白沫转从大孔①遗出。余喜曰：沫下行可无恐矣，但内虚肠滑，独参不能胜任，急以附子理中汤，连进四小剂，人事方苏能言，但对面谈事不清。门外有探病客至，渠忽先知，家人惊以为祟。余曰：此正神魂之离舍耳，吾以独参及附子理中，驷马之力追之，尚在半返未返之界，以故能知宅外之事。再与前药二剂而安。

胡卤臣先生曰：病情上看得委息周至，大开生面。

---

① 大孔：即肛门。

推原陆中尊疟患病机及善后法

陆六息先生体伟神健，气旺血充，从来无病。莅任以后，适值奇荒巨寇，忧劳百倍，因而病疟。食饮减少，肌肉消瘦，形体困倦，口中时时嗳气，其候一日轻，一日重，缠绵三月，大为所苦。察脉辨证，因知先生之疟，乃饥饱劳佚所感，受伤在阳明胃之一经。夫阳经受病，邪气浅而易愈，乃至为所苦者，缘不识病之所在，药与病邪不相值，反伤其正耳。诚知病邪专专在胃，则胃为水谷之海，多气多血之区，一调其胃，而疟立止矣。故饮食减而大便转觉艰涩者，胃病而运化之机迟也；肌肉消瘦者，胃主肌肉也；形体困倦者，胃病而约束之机关不利也；口中时时嗳气者，胃中不和而显晦塞之象也。至于一日轻而一日重者，此人所不经见之证，病机之最当发明者，其候亦阳明胃经之候也。

《内经·阳明脉解篇》有曰：阳明之病，恶人与火，闻木声则惕然而惊。及《刺疟篇》又曰：阳明之证，喜见火，喜见日月光。何经文之自为悖谬耶？不知此正更实更虚之妙义，而与日轻日重之理相通者也。夫阳明得病之始，则邪气有余，故恶人恶火恶木音者，恶其劫邪也。及其病久，则邪去而正亦虚，故喜火喜日月光者，喜其助正也。若是则时日干支之衰旺，其与人身相关之故，可类推矣。盖甲丙戊庚壬者，天时之阳也。乙丁己辛癸者，天时之阴也。疟久食减，胃中之正已虚，而邪去未尽，是以值阳日助正，而邪不能胜则轻，值阴日助邪，而正不能胜则重也。

夫人身之病，至于与天时相召，亦云亟矣，使当日稍知分经用药，何至延绵若是哉！迄今吃紧之处，全以培养中气为主。盖人虽一胃，而有三脘之分：上脘象天，清气居多。下脘象地，浊气居多。而其能升清降浊者，全赖中脘为之运用，一如天地定位，不可无人焉参赞之也。先生下脘之浊气，本当下传也，而传入肠中则艰，不当上升也。而升至胸中甚易者，无他，中脘素受饮食之伤，不能阻下脘浊气上干清道耳。试观天地间，有时地气上而为云，必得天气下而为雨，则二气和而晴爽立至。若一味地气上升，天气不降，则太空窒塞，而成阴噎之象。人之胃中亦犹是也，清浊偶有相干，顷当自定。设有升无降则逼矣！故中脘之气旺，则水谷之清气，上升于肺，而灌输百脉。水谷之浊气，下达于大小肠，从便溺而消，胸中何窒塞之有哉？此所以培养中气为亟亟也。

中气旺，则浊气不久停于下脘，而脐下丹田之真气，方能上下无碍，可以呼之于根，吸之于蒂，深深其息矣！所用六味地黄丸，凝滞不行之药，大为胃病所不宜。况于浊气上干，反以阴浊之属，扬波助流，尤无所取。今订理中汤一方升清降浊为合法耳。

胡卣臣先生曰：说病机处花雨缤纷，令观者得未曾有。

力争截疟成胀临危救安奇验

刘泰来年三十二岁，体丰面白，夏月惯用冷水灌汗，坐卧巷曲当风。新秋病疟三五发，后用药截住，遂觉胸腹间胀满日增，不旬日外，腹大胸高，上气喘急，二便全无，饮食不入，能坐不能卧，能俯不能仰，势颇危急。

虽延余至家，其专主者在他医也。其医以二便不通，服下药不应，商用大黄二两，作一剂。病者曰：不如此不能救急，可速煎之。余骇曰：此名何病也，而敢放胆杀人耶！医曰：伤寒肠结，下而不通，惟有大下一法，何谓放胆？余曰：世间有不发热之伤寒乎？伤寒病因发热，故津液枯槁，肠胃干结，而可用下药以开其结。然有不转失气者不可攻之戒，正恐误治太阴经之腹胀也。此病因腹中之气，散乱不收，故津水随气横决四溢而作胀，全是太阴脾气不能统摄所致。一散一结，相去天渊，再用大黄猛剂大散其气，若不胀死，定须腹破。曷不留此一命，必欲杀之为快耶！医唯唯曰：吾见不到，姑已之。出语家人曰：吾去矣，此人书多口溜，不能与争也。病家以余逐其医而含怒，私谓医虽去，药则存，且服其药，请来未迟。才取药进房，余从后追至，掷之沟中，病者殊错愕，而婉其辞曰：此药果不当服，亦未可知，但再有何法，可以救我？其二弟之不平，则征色而且发声矣。

　　余即以一束，面辨数十条，而定理中汤一方于后。病者见之曰：议论反复精透，但参、术助胀，安敢轻用？大黄药已吃过二剂，尚未见行，不若今日且不服药，挨至明日，再看光景。亦无可奈何之辞也。余曰：何待明日？腹中真气渐散，今晚子丑二时，阴阳交剥之界，必大汗晕眩，难为力矣。病者曰：到好一剂，俟半夜果有此证，即刻服下何如？不识此时，尚可及否？余曰：既畏吾药如虎，煎好备急亦通。余就客寝，坐待室中呼召，绝无动静。次早其子出云：昨晚果然出汗发晕，忙服尊剂，亦不见效，但略睡片时，仍旧作胀。

　　进诊，病者曰：服药后，喜疾势不增，略觉减可，

40

且再服一剂，未必大害。余遂以三剂药料作一剂，加人参至三钱，服过又进一大剂，少加黄连在内，病者扶身出厅云：内胀大减，即不用大黄亦可耐，但连日未得食，必用大黄些些，略通大便，吾即放心进食矣。余曰：如此争辩，还认作伤寒病，不肯进食，其实吃饭吃肉，亦无不可。于是以老米煮清汤饮之，不敢吞粒。余许以次日一剂，立通大便，病者始快。其二弟亦快云：定然必用大黄，但前后不同耳。

次日，戚友俱至，病者出厅问药，余曰：腹中原是大黄推荡之泄粪，其所以不出者，以膀胱胀大，腹内难容，将大肠撑紧，任凭极力努挣，无隙可出。看吾以药通膀胱之气，不治大便，而大便自至，足为证验。于是以五苓散本方与服。药才入喉，病者即索秽桶，小便先出，大便随之，顷刻泄下半桶。观者动色，竞称华佗再出，然亦非心服也。

一月后，小患伤风，取药四剂，与荤酒杂投，及伤风未止，并谓治胀亦属偶然，竟没其功。然余但恨不能分身剖心，指引迷津耳，实无居功之意也。

胡卣臣先生曰：世间不少血性男子，然肝脑无补者多矣。此段转移，全在危疑关头着力，所以为超。

详述陆平叔伤寒危症治验并释门人之疑

陆平叔文学，平素体虚气怯，面色痿黄，药宜温补，不宜寒凉，固其常也。秋月犹患三疟，孟冬复受外寒，虽逗寒热一班，而未至大寒大热。医者以为疟后虚邪，不知其为新受实邪也，投以参、术补剂，转致奄奄一息，迁延两旬。间有从外感起见者，用人参白虎汤，略无寸效，昏昏嘿嘿，漫无主持，弥留之顷。昆弟子侄仓皇治木，召昌诊视，以决行期之早暮，非求治疗也。

昌见其脉未大坏，腹未大满，小水尚利，但筋脉牵掣不停，因谓此病九分可治，只恐手足痿废。仲景有云：经脉动惕者，久而成痿。今病已廿三日之久，血枯筋燥，从可识矣。吾今用法，治则兼治，当于仲景之外，另施手眼。以仲景虽有大柴胡汤两解表里之法，而无治痿之法，变用防风通圣散成方，减白术，以方中防风、荆芥、薄荷、麻黄、桔梗为表药，大黄、芒硝、黄芩、连翘、栀子、石膏、滑石为里药。原与大柴胡之制相仿，但内有当归、川芎、芍药，正可领诸药深入血分，而通经脉。减白术者，以前既用之贻误，不可再误耳。当晚连服二剂，第一剂殊若相安，第二剂大便始通，少顷睡去，体间津津有汗。

次早再诊，筋脉不为牵掣，但阳明胃脉洪大反加，随用大剂白虎汤，石膏、知母，每各两许，次加柴胡、花粉、芩、柏、连翘、栀子，一派苦寒，连进十余剂，神识始得渐清，粥饮始得渐加，经半月始起坐于床，经一月始散步于地。人见其康复之难，咸忧其虚，抑且略一过啖，即尔腹痛便泄，俨似虚证。昌全不反顾，但于行滞药中加用柴胡、桂枝，升散余邪，不使下溜而变痢以取毙，然后改用葳蕤二冬，略和胃气，间用人参不过五分，前后用法，一一不违矩矱，乃克起九死于一生也。

门人不解，谓先生治此一病，藉有天幸。《内经》云：盛者责之，虚者责之。先生今但责其邪盛，而不责其体虚，是明与《内经》相背也。余笑曰：吾非骛末忘本①，此中奥义，吾不明言，金针不度也。缘平叔所受外邪，不在太阳，而在阳明，故不但不恶寒，且并无传经之壮热。有时略显潮热，又与内伤发热相仿，误用参、术补之，邪无出路，久久遂与元气混合为一。如白银中倾入铅铜，则不成银色，所以神识昏惑，嘿嘿不知有人理耳。又阳明者，十二经脉之长，能束筋骨而利机关，阳明不治，故筋脉失养，而动惕不宁耳。然经虽阳明，而治法迥出思议之表。仲景云：阳明居中，主土也，万物所归，无所复传。又云：伤寒欲再传经者，针足阳明，使经不传则愈。凡此皆指已汗、已下、已传经之邪为言，故中土可以消受，若夫未经汗下，未周六经，方盛之邪，中土果能消之否耶？所以仲景又云：阳明中风，脉弦浮大而短气，腹都满，胁下及心痛，久按之气不通，鼻干不得汗，嗜卧，一身及面目悉黄，小便难，有潮热，时时哕，耳前后肿，刺之小瘥。外不解，病过十日，脉续浮者，与小柴胡汤。脉但浮无余证者，与麻黄汤。若不尿，腹满加哕者不治。平叔之脉，弦浮大而短气，鼻干不得汗，嗜卧，一身及面目悉黄，过经二十余日不解，悉同此例。第其腹未满，小水尚利，则可治无疑，然治之较此例倍难者，以非一表所能办也。

今为子辈畅发其义，夫天包地外，地处天中，以生以长，以收以藏，玄穹不尸②其功，而功归后土。故土膏一动，百草莫不蕃茂，土气一收，万物莫不归根。仲景

---

① 骛末忘本：即舍本求末之意。

② 尸：指不做事情，空占职位，占有之意。

43

之言中土，但言收藏，而生长之义，在学者自会。设偏主收藏，则是地道有秋冬，无春夏，能化物而不能造物矣。治病之机亦然。平叔之病，举外邪而锢诸中土，则其土为火燔之焦土，而非膏沐之沃土矣，其土为灰砂打和之燥土，而非冲纯之柔土矣。焦土燥土，全无生气，而望其草木之生也，得乎？吾乘一息生机，大用苦寒，引北方之水，以润泽其枯槁，连进十余剂，其舌始不向唇外吮咂，所谓水到渠成。乃更甘寒一二剂，此后绝不置力者，知其饮食入胃，散精于脾，如灵雨霢霂①，日复一日，优渥沾足，无藉人工灌溉，而中土可复稼穑之恒耳。必识此意，乃知吾前此滥用苦寒，正以培生气也，生气回而虚者实矣。夫岂不知其素虚，而反浚其生耶？

面议何茂倩令嫒病单腹胀脾虚将绝之候

从来肿病，遍身头面俱肿，尚易治，若只单单腹肿，则为难治，此其间有所以然之故，不可不辨也。盖传世诸方，皆是悍毒攻劫之法，伤耗元气，亏损脾胃，可一不可再之药。纵取效于一时，倘至复肿，则更无法可疗，此其一也。且遍身俱肿者，五脏六腑，各有见证，故泻肝、泻肺、泻膀胱、泻大小肠之药，间有取效之时。而单单腹肿，则中州之地，久窒其四运之轴，而清者不升，浊者不降，互相结聚，牢不可破，实因脾气之衰微所致。而泻脾之药，尚敢漫用乎？此又其一也。且肿病之可泻者，但可施之西北壮盛，及田野农夫之流，岂膏粱老少

---

① 霢霂（mài mù）：《说文解字》曰："霢霂，小雨也。"

之所能受？设谓肿病为大满大实，必从乎泻，则病后肿与产后肿，将亦泻之耶？此又其一也。且古方原载肿病五不治，唇黑伤肝，缺盆平伤心，脐出伤脾，背平伤肺，足底平满伤肾，此五者不可治矣。是其立方之意，皆非为不可治之证而设，后人不察，概从攻泻者何耶？惟理脾一法，虽五脏见不治之证，而能治者尚多，此又其一也。

张子和以汗、吐、下三法，劫除百病，后人有谓子和之书，非子和之笔，乃麻征君文之者，诚为知言。如常仲明[1]云：世人以补剂疗病，宜乎不效，此则过信刘张之学，而不顾元气之羸劣耳。所以凡用劫夺之药者，其始非不遽消，其后攻之不消矣，其后再攻之如铁石矣。不知者见之，方谓何物邪气，若此之盛。自明者观之，不过为猛药所攻，即以此身之元气，转与此身为难者，实有如驱良民为寇之比。所谓赤子盗兵，弄于潢池[2]，宣其然哉！明乎此，则有培养一法，补益元气是也。则有招纳一法，升举阳气是也。则有解散一法，开鬼门洁净府是也。三法虽不言泻，而泻在其中矣，无余蕴矣！

胡臣臣先生曰：胀满必从乎泻，然善言泻者，补之中无非泻也，观者须识此意，始得立言之旨。

辨痢疾种种受证不同随证治验

胡太夫人，偶然肚腹不宁，泻下数行，医以痢疾药

---

① 常仲明：金代医家，张子和的弟子。

② 赤子盗兵，弄于潢池：出自成语"弄兵潢池"。潢池，积水池。成语出自《汉书·循吏传·龚遂》曰："海濒遐远，不沾圣化，其民困于饥寒而吏不恤，故使陛下赤子盗弄陛下之兵于潢池中耳。"

45

治之，其利转多。更引通因通用之法，用九蒸大黄丸三钱下之，遂扰动胃气胀痛，全不思食，有似噤口痢状。

余诊之，见六脉皆沉而伏，应指模糊，亟曰：此非痢疾之证，乃误治之证也，今但安其胃，不必治痢，而痢自止。不必治胀痛，而胀痛自止。于是以四君子汤为主治，少加姜、蔻暖胃之药，用之二剂，痢果不作。但苦胃中胀痛不安，必欲加入行气之药，以冀胀消痛止，而速得进食。余固争曰：宁可缓于食，不可急于药。盖以前因误治，引动胃气作楚，如治乱民，惟有安之之法。若再加行气，则胀痛必无纪极。坚持前说，即用橘皮和中，亦须炒而又炒，绝不惹动其气。凡五日未得大便，亦不惹动其便，听其缓缓痛止胀消，食进便利，共七日全安。浑不见药之功，其实为无功之功也。噫，今之随主见而图可喜之功者，即生出事端，亦谓病之所有，非医之所造。谁悬明鉴，而令丝毫莫遁耶！此所以成时医之世界也。

张仲仪初得痢疾三五行，即请往诊，行动如常，然得内伤之脉，而夹少阴之邪。余诊毕，即议云：此证仍宜一表一里，但表药中多用人参，里药中多用附子，方可无患。若用痢疾门诸药，必危之道也。仲仪以平日深信，径取前药不疑。然疾势尚未著也，及日西，忽发大热，身重如巨石，头在枕上，两人始能扶动，人事沉困，举家惶乱，忙忙服完表里二剂。次早诊时，即能起身出房，再与参附药二剂全安。若不辨证用药，痢疾门中几曾有此等治法乎？况于疾未著而早见乎？

周信川年七十三岁，平素体坚，不觉其老。秋月病痢，久而不愈，至冬月成休息痢，一昼夜十余行，面目

46

浮肿，肌肤晦黑，求治于余。诊其脉沉数有力，谓曰：此阳邪陷入于阴之证也，吾当以法治之，尚可痊愈，明日吾自袖药来面治。于是以人参败毒散本方煎好，用厚被围椅上坐定，置火其下，更以布条卷成鹅蛋状，置椅褥上，垫定肛门，使内气不得下走。然后以前药滚热与服，良久又进前药，遂觉皮间有津津微润。再溉以滚汤，教令努力忍便，不得移身。如此约二时之久，皮间津润总未干，病者心躁畏热，忍不可忍，始令连被卧于床上。是晚止下痢二次。已后改用补中益气汤，一昼夜止下三次，不旬日而痊愈。

盖内陷之邪，欲提之转从表出，不以急流挽舟之法施之，其趋下之势，何所底哉！闻王星宰世兄，患久痢，诸药不效，苏郡老医，进以人参败毒散，其势差减，大有生机。但少此一段斡旋之法，竟无成功。故凡遇阳邪陷入阴分，如久疟、久痢、久热等证，当识此意，使其缓缓久久，透出表外，方为合法，若急而速，则恐才出又入，徒伤其正耳。

朱孔阳年二十五岁，形体清瘦，素享安佚。夏月因构讼，奔走日中，暑湿合内郁之火，而成痢疾。昼夜一二百次，不能起床，以粗纸铺于褥上，频频易置，但饮水而不进食，其痛甚厉，肛门如火烙，扬手踢足，躁扰无奈。余诊其脉，弦紧劲急，不为指挠。谓曰：此证一团毒火，蕴结在肠胃之内，其势如焚，救焚须在顷刻。若二三日外，肠胃朽腐矣！于是以大黄四两，黄连、甘草各二两，入大砂锅内煎，随滚随服，服下人事稍宁片刻，少顷仍前躁扰。一昼夜服至二十余碗，大黄俱已煎化，黄连、甘草俱煎至无汁。

次日病者再求前药，余诊毕，见脉势稍柔，知病可愈，但用急法，不用急药。遂改用生地、麦门冬各四两，另研生汁，而以天花粉、牡丹皮、赤芍、甘草各一两，煎成和汁大碗咽之。以其来势暴烈，一身津液，从之奔竭，待下痢止，然后生津养血，则枯槁一时难回。今脉势既减，则火邪俱退，不治痢而痢自止。岂可泥润滞之药，而不急用乎？服此药，果然下痢尽止，但遗些少气沫耳。第三日思食豆腐浆，第四日略进陈仓米清汁，缓缓调至旬余，方能消谷。亦见胃气之存留一线者，不可少此焦头烂额之客耳！

陈汝明病痢，发热如蒸，昏沉不食，重不可言。至第三日，危急将绝，方请余诊。其脉数大空虚，尺脉倍加洪盛。谓曰：此两病而凑于一时之证也，内有湿热，与时令外热相合，欲成痢证。尚不自觉，又犯房劳，而为骤寒所乘，以故发热身重，不食昏沉，皆属少阴肾经外感。少阴受邪，原要下痢清白，此因肠中湿热，已蒸成猪肝鱼脑败浊之形，故色虽变而下痢则同也。再用痢疾门药一剂，即刻不救矣！遂忙以麻黄附子细辛汤一剂，与之表散外邪，得汗后热即微减。再以附子理中汤，连进二剂，热退身轻能食。改用黄连理中汤丸，服至旬日全安。

叶茂卿幼男病痢，噤口发热十余日，呕哕连声不断。诊其关脉，上涌而无根，再诊其足脉，亦上涌而无根。谓其父曰：此非噤口痢之证，乃胃气将绝之证也。噤口痢者，虚热在胃，壅遏不宣，故觉其饱而不思食，治宜补虚、清热两法。此因苦寒之药所伤，不能容食，治惟有专专温补一法而已。于是以理中汤连投二剂，不一时

48

痢下十余行，遍地俱污。茂卿恐药不对证，求更方。余曰：吾意在先救胃气之绝，原不治痢，即治痢。人之大小肠，盘叠腹中甚远，虽神丹不能遽变其粪，今藉药力催之速下，正为美事，焉可疑之。遂与前药连服三日，人事大转，思食不哕，痢势亦减。四日后止便糟粕，以补中益气汤调理旬日全安。此可见小儿之痢，纵啖伤胃者多，内有积热者少，尤不宜轻用痢疾门中通套治法也。

浦君艺病痢疾，初起有表邪未散，而误用参、术固表，使邪气深入，又误服黄连凉解，大黄推荡，治经月余，胃气不运，下痢一昼夜百余行。一夕呕出从前黄连药汁三五碗，呕至二三次后，胃与肠遂打为一家，内中幽门阑门，洞开无阻，不但粥饮直出，即人参浓膏才吞入喉，已从肠奔下。危急之中，诸昆玉及内戚俱探余曰：此证可无恐乎？余曰：在此用药，便有可恃。吾岂不知病势之危？但无别人可任，姑以静镇之，而殚力以报知己耳。于是以大剂四君子汤，煎调赤石脂、禹余粮二味，连连与服。服后其下奔之势少衰，但腹中痛不可忍。君艺曰：前此下痢虽多，然尚不痛，服此药而痛增，未可再服矣。余曰：此正所谓通则不痛，痛则不通之说也。不痛则危，痛则安，何乐而不痛耶？仍以前药再进，俟势已大减，才用四君子倍茯苓，十余剂全安。

胡卣臣先生曰：闭门造车，出而合辙，使郡邑医学中，仿此议病，先衡量所造高下，然后用之则可矣！

面议少司马李萍槎先生误治宜用急疗之法

老先生玉体清瘦，淡泊宁静以御神，病邪无从窃入。

虽食饮素约，然三日始一更衣①，出孔比入孔尤约②，故精神有余，足以虑周当世，而中外倚毗壮猷③也。偶因大便后寒热发作有时，颇似外感，其实内伤，非感也。缘素艰大便，努挣伤气，故便出则阴乘于阳而寒。顷之稍定，则阳复胜阴而热也。若果外感之寒热，何必大便后始然耶？此时但宜以和平之剂治内伤，辅养元气为上。加入外感药，驱导兼行，必致内伤转增。奈何先生方欲治肠中之燥，医家又欲除内蕴之湿，不思肠燥为相安之恒，可以不治，即治之不过润肠生血，亦无不可。若乃见为湿热，而用滑利之药以驱导之，则误甚矣！

盖瘦人身中以湿为宝，有湿则润，无湿则燥。今指燥为湿，是指火为水也。且膀胱者水道也，大肠者谷道也，以三日一便之肠，误用滑药，转致澼出无度，犹不悔悟。每一大遗，辄矜祛湿之力，世间岂有湿从谷道而出之理哉！不过因主人暂快大肠之润，而谬饰其词耳！讵知沧海不足以实漏卮④，而元气日削乎！始之阴阳交胜者，渐至交离，而阴从泻伤，阳从汗伤。两寸脉浮而空，阳气越于上；关尺脉微而细，阴气越于下。不相维附，势趋不返矣！然汗出尚有时，而下痢则无时，究竟阴阳之气，两竭于下，便出急如箭，肛门热如烙。此时尚以滑石、木通、猪苓、泽泻等，分利小水以止泄，不知阴虚自致泉竭，小便从何得来？止令数十年大肠之积蓄尽

---

① 更衣：排大便的雅称。

② 出孔比入孔尤约：出孔指排便，入孔指纳食，约指量少、简约之意。

③ 倚毗壮猷：倚毗指倚重辅助、增益；壮猷指宏大谋略。此处代指其重要性。

④ 卮：酒器也。

空，仰给于胃脘，食入毋俟停留，已挈柄而挹①之下注。久久胃不能给，遂将肠中自有之垢，暗行驱下，其臭甚腥，色白如脓，垢尽而肠气亦不留。只是周身元气至宝，坐耗于空虚之府，非不服人参大补，然药力入胃则肠空，入肠则胃空，便出则肠胃俱空。由是下空则上壅，胸膈不舒，喉间顽痰窒塞，口燥咽干，彻夜不寐。一切食物，惟味薄质轻者，胃中始爱而受之，此时尚图养血安神，调脾祛痰，旷日缓治，其不达时宜也甚矣！夫宣房瓠子②之决，天子公卿，咸轻掷金马璧鸡奠之，以策群力，而襄底定。请以朝庭破格之法，而通于医药可乎？草野罔识忌讳，或者可与图功耳。

附药议

方用人参、白术、甘草、山茱萸、五味子、宣木瓜、白芍药、升麻、赤石脂、禹余粮，人参、白术、茯苓、甘草为四君子汤，理脾胃之正药也，而不用茯苓者，以其淡渗，恐伤阴也。而用山茱萸以收肝气之散，五味子以收肾气之散，宣木瓜以收胃气之散，白芍药以收脾气及脏气之散，合之参、术之补，甘草之缓，升麻之升，阴阳两和。俾元气上者下而下者上，团聚于中不散，斯脉不至上盛，腹不至雷鸣，汗不至淋漓，肛不至火热，食饮自加，便泄自止，是收气之散。为吃紧关头，故取四味重复，藉其专力。至于用涩以固脱，药味多般不同，

---

① 挹（yì）：动词，舀盛、挹取之意。
② 瓠子：地名。在今河南濮阳境内。《史记》载黄河决口于瓠子，天子（汉武帝）亲临决口，功成之后，筑宫其上，名为宣房宫。

此用禹余粮、石脂者，取其专固下焦之脱也。况肠胃之空，非二味不填；肠垢已去，非二味不复。其黏着之性，所谓下焦有病人难会，须用余粮、赤石脂者，以是故也。又况误以石之滑者伤之，必以石之涩者救之，尤有同气相求之义耶。所以必用大剂药料，煎浓膏，调二味服下。恐药力清薄，不遂其留恋，故以啜羹之法用之，取其久停。又以饮醇之法用之，取其缓入，非谓一饮尽剂，强以所难也。

先生弗解其意，见药剂过重，谓为难用。医者见二味涩药，又从旁破为不可用。不知十剂中涩居其一，如七曜①经天，何可少一曜耶？且石脂不过土之赤者也，余粮不过土之外刚内柔者也。中州土病而引土为治，尚谓不宜，则诸草木之根荄，更无取矣！东海西海，天下后世，有明者出焉，理自相同，光自不掩，必求行其所知，则贱者售，而病乃殆矣！谓之何哉？

先生闻名而请，极其敬重，及见议病议方，反多疑意。不才即于方末慨叹数语，飘然而别。次日先生语戚友云：昨之论辨甚明，但石脂、余粮，生平未曾服过，即娄中医者亦未曾用过，只得附未达不敢尝之义。华天御孝廉荐治陈彦质之病，比先生更重几倍，用石脂、余粮而收成功，其案俱存，可复阅也。其后往郡迎医，用补剂稍效，然不善于补，转致夜间健食，脾气泄露无余。肛门火烙，阳气下陷，久而不升，遂成臀痈，竟付外科治疗。吁嗟！先生独何不身事视国也哉！

---

① 七曜：日、月、五星皆照天下，故谓之七曜。即日、月和金、木、水、火、土五星。

胡卣臣先生曰：萍槎司马敭①历中外，清刚晓练，今之显允方叔②也。从津门归，朝命再下，倚任方殷。司马淹留抱疴，竟至不起。使用嘉言之言，即以疆场死，不犹愈易箦家臣之手耶？

面议陈彦质临危之症有五可治

陈彦质患肠风下血近三十年，体肥身健，零星去血，旋亦生长，不为害也。旧冬忽然下血数斗，盖谋虑忧郁，过伤肝脾。肝主血，脾统血，血无主统，故出之暴耳。彼时即宜大补急固，延至春月，则木旺土衰，脾气益加下溜矣！肝木之风与肠风交煽，血尽而下尘水，水尽而去肠垢，垢尽而吸取胃中所纳之食，汩汩下行，总不停留变化，直出如箭。以致肛门脱出三五寸，无气可收，每以热汤浴之，睁叫托入。顷之去后，其肛复脱，一昼夜下痢二十余行，苦不可言。面色浮肿，夭然不泽，唇焦口干，鼻孔黑煤，种种不治，所共睹矣！

仆诊其脉，察其证，因为借箸筹之，得五可治焉。若果阴血脱尽，当目盲无所视，今双眸尚炯，是所脱者下焦之阴，而上焦之阴犹存也，一也；若果阳气脱尽，当魄汗淋漓，目前无非鬼像，今汗出不过偶有，而见鬼亦止二次，是所脱者脾中之阳，而他脏之阳犹存也，二也；胃中尚能容谷些少，未显呕吐哕逆之症，则相连脏腑，未至交绝，三也；夜间虽艰于睡，然交睫时亦多，更不见有发热之候，四也；脉已虚软无力，而激之间亦

① 敭：《集韵》曰："扬，古作敭。"
② 方叔：周代贤臣。《诗·小雅》曰："显允方叔，伐鼓渊渊。"孔颖达曰："显，明；允，信。"

53

鼓指，是禀受原丰，不易摧朽，五也。但脾脏大伤，兼以失治旷日，其气去绝不远耳。经云：阳气者如天之与日，失其所则折寿而不彰①。今阳气陷入阴中，大股热气从肛门泄出，如火之烙，不但失所已也。所以犹存一线生意者，以他脏中未易动摇，如辅车唇齿，相为倚藉，供其绝乏耳。夫他脏何可恃也？生死大关，全于脾中之阳气，复与不复定之。阳气微复，则食饮微化，便泄微止，肛门微收；阳气全复，则食饮全化，便泄全止，肛门全收矣。然阴阳两竭之余，偏驳之药，既不可用，所藉者必参、术之无陂②，复气之中，即寓生血，始克有济。但人参力未易辨，况才入胃中，即从肠出，不得不广服以继之，此则存乎自裁耳。

于是以人参汤调赤石脂末，服之稍安，次以人参、白术、赤石脂、禹余粮为丸服之，痊愈。其后李萍槎先生之病，视此尚轻数倍，乃见石脂、余粮之药，骇而不用，奈之何哉！

胡卤臣先生曰：似此死里求生，谁不乐从？其他拂情处，不无太直。然明道之与行术，则径庭矣！

论黄湛侯吐血暴症治验

黄湛侯素有失血病，一晨起至书房，陡爆一口，倾血一盆，喉间气涌，神思飘荡，壮热如蒸，颈筋粗劲。

---

① 失其所则折寿而不彰：《素问·生气通天论》曰："阳气者，若天与日，失其所则折寿而不彰。"

② 无陂（bēi）：《说文解字》注："阪也。"凡陂必邪立，故引申之义为倾邪。此处指参、术中正平和之意。

诊其脉，尺中甚乱，曰：此昨晚太犯房劳，自不用命也。因出验血，见色如太阳之红，其仆云：此血如宰猪后半之血，其来甚远。不识痴人有此确喻。

再至寝室，谓曰：少阴之脉，萦舌本。少阴者肾也，今肾中之血，汹涌而出，舌本已硬，无法可以救急。因谛思良久，曰：只有一法，不得已用丸药一服，坠安元气。若气转丹田，尚可缓图。因煎人参浓汤，下黑锡丹三十粒，喉间汩汩有声，渐下入腹。顷之舌柔能言，但声不出。余亟用润下之剂，以继前药，遂与阿胶一味，重两许，溶化，分三次热服。溉以热汤，半日服尽，身热渐退，颈筋渐消。进粥，与补肾药，连服五日，声出喉清，人事向安。但每日尚出深红之血盏许，因时令大热，遵《内经》热淫血溢，治以咸寒之旨，于补肾药中多加秋石，服之遂愈。

胡卣臣先生曰：此等治法，全在批郤导窾①处用意，未许向痴人说梦。

论闻君求血证兼痰证治法

闻君求有失血疾，时一举发，其出颇多。咳嗽生痰，上气，面青少泽，其脉厥阴肝部独伤，原于忿怒之火无疑。合色脉谛详，总是阴血不足也。但从前所用之药，本以生血，反滋其痰；本以祛痰，转耗其血，似是而非，谁其辨之？

---

① 批郤导窾：见成语"庖丁解牛"。出自《庄子·养生主》，曰："批大郤，导大窾。"比喻处理事情善于从关键处入手，因而顺利解决。

夫脉之充也，色之华也，皆气与血为之也。以脱血故，致令气亦易脱，每每上升胸膈，喘促胀闷，不利于语言行持。虽举发有时，然非细故矣。乃用行气药以取快，何异操刀使割耶？诚欲气不上升，无过于血日滋长，暗将浮游之气，摄入不息之途，乃为良治。然胸膈肺胃间，顽痰胶结，既阻循环，又难培养，似乎痰不亟除，别无生血之法矣。不知此证而欲除痰，痰未必除，气已先尽，不得之数也。从来痰药入腹，其痰不过暂开复闭，劳而无功。吾于此每用乘机利导之法，先以微阳药开其痰，继以纯阴峻投，如决水转石，亟过痰之关隘。迨至痰之开者复闭，所用生血之药，早已从天而下。日续一日，久久而血生，血生而气返血室，如浪子归家，转能兴家。所藉以驱胶结之痰者，即此气也。此际始加除痰之药，庶几痰去气存，累年之疾，至是始得痊安耳。

然饮食最宜致慎，不但肥甘生痰，厚味伤阴已也。人身自平旦至日中，行阳二十五度，饮食易消，故不成痰；自日中至合夜①，行阴二十五度，饮食不消，故易成痰。释教②以过午戒食，其大药王护身之一则钦！进之调摄，尤为紧关，盖贤人尝以秋冬养阴。秋者于时为收，冬者于时为藏，法天地之收藏，而宁茹毋吐，宁拒毋迎，宁早卧毋早兴，蛰虫尚知闭户，岂君子可无居室之功耶！况乎欲血不再脱，尤贵退藏于密耶！又况乎厥阴肝木受病，其憔悴之色见于三时者，犹可诿之病色，至春月发荣之时，更何诿耶？然春月之荣，不自春月始也，始于

---

① 合夜：指傍晚。丹波元简注："犹暮夜，言日暮而合于夜也。"
② 释教：指佛教。

秋冬收藏之固。设冬月水脏所储者少，春月木即欲发荣，其如泉竭，不足以溉苞稂①何？故失此不治，至春病危始图之，则万无及矣！

胡卣臣先生曰：扪虱而谈，可惊四座。

为顾枚先议失血证治并论病机

顾枚先年二十余岁，身躯肥大，平素嗜酒，迩来鳏②居郁郁。壬午孟夏患失血证，每晚去血一二盏。至季夏时，去血无算，面色不见憔悴，肌肉不见消瘦，诊其脉亦不见洪盛，昼夜亦不见寒热。但苦上气喘促，夜多咳嗽，喉间窒塞，胸前紧逼，背后刺胀，腹中闷痛，躁急多怒。医以人参、阿胶治失血成法，用之月余，逾增其势。更医多方，以图用膏子之润上，而气时降也；用牛膝、黄柏之导下，而血时息也。及服酒研三七少许，则血止而咳亦不作，但未久，血复至，咳复增。又以为龙雷之火所致，思用八味丸中之些微桂、附，以引火归元，总由未识病情也。请因是证而益广病机焉！

人身血为阴，男子不足于阴，故以血为宝。是以失血之证，阴虚多致发热，面色多致枯黑，肌肉多致消瘦。今病者不然，岂其有余于血哉？以病为饮醇③伤胃，胃为水谷之海，多气多血，二十余年水谷充养之精华，以渐内亏而外不觉也。胃之脉从头走足，本下行也，以呕血

①　苞稂（láng）：田间丛生的野草。苞：草丛生也。稂，有害禾苗的杂草，莠属也。
②　鳏（guān）：指无妻或丧妻的男人。
③　饮醇：指饮酒。

57

之故，逆而上行，则呼吸之音必致喘急矣。胃之气传入大小肠、膀胱等处，亦本下行也，以屡呕之故，上逆而不下达，则肠腹之间，必致痛闷矣！胃气上奔，呕逆横决，则胸中之气必乱，至于紧逼痛楚，则乱之甚矣。胸中之位舍有限，已乱之气无处可容，势必攻入于背，以背为胸之府也。至于肩髃骨空，钻如刃刺，则入之深矣。故一胃耳，分为三脘，上脘气多，下脘血多，中脘气血俱多。今胃中既乱，气血混矣，不但胃也，胃之上为膈，其心烦多怒者，正《内经》所谓血并于膈之上，气并于膈之下致然。气血倒矣，所以《内经》又言：血并于阳，气并于阴，乃为热中。又言：瘅成为消中。瘅即热也，消中者善食多饥，而肌肉暗减也。病者之嗜饮，为热积胃中，其不病消中，而病呕血者何耶？《内经》又以胃脉本宜洪盛，反得沉细者，为胃气已逆。若见人迎脉盛，则热聚于胃，而内生瘅。今胃脉已见沉细，其不成胃瘅，而成呕血者又何耶？不知病者呕血之源，与此二者同出异名耳！热积于中即为消，血积于中即为瘅，而随积随呕，则为此证。揆其致此之由，必以醉饱入房而得之。

盖人身气动则血动，而构精时之气，有乾坤鼓铸之象，其血大动。精者血之所化也，灌输原不止胃之一经，独此一经所动之血，为醉饱之余所阻，不能与他经之血，缉续于不息之途，是以开此脱血一窦，今者竟成熟路矣！欲治此病，不如此其分经辨证，何从措手乎？岂惟经也，络亦宜辨。胃之大络贯膈络肺，不辨其络，亦孰知膈间紧逼，肺间气胀痰胶，为胃病之所传哉？当此长夏土旺，不惟母病，而子失养，抑且母邪尽传于子。至三秋燥金司令，咳嗽喘满之患必增，不急治之，则无及矣！今岁少阴司天，少阴之上，热气主之，运气热也；夏月适当暑热，时令热也，而与胃中积热，合煽其虐。不治其热，血必不止，然不难于血之止也，第患其止而聚也。聚于中为蛊为痞，犹缓也；聚于上为喘为厥，则骤也。惟遵《内经》热淫血溢，治以咸寒之旨为主治，咸能走血，寒可胜热，庶于消渴、痈疽两患，可无妨碍。然必先除经病，务俾经脉下走，经气下行，后乃可除络中之病。譬沟渠通而行潦①始消也，未易言也。

病者呕血经久，无法可止。父兄敦请仆往救治，告以必须议病不议药，方能用。予乃定是案，用元明粉化水煮黄柏，秋石化水煮知母，以清解蕴热而消瘀化疸，加甘草以调其苦，独取咸寒气味，进四剂而血止，可谓神矣！医者果然破药性太寒，渠家果不终其用。

延至八月，病者胸胁高肿数围，肺内生痈，寒热大作，喘咳不休，食饮不入，俯几不敢动移，以致瘠肉磨穿，危在呼吸。百计强与医治，断不应命，父兄因生仇恨，再求为其所难，以曲尽人情，只得极力治之。变证蜂出，通计免于五死而得五生。病者不戒，兼啖生冷，肺复生痈，一夕呕痰如猪胆状者百十余枚，一脏两伤，竟至不起。仆焦劳百日，心力俱殚，第无如末流难挽何哉！

胡臼臣先生曰：向传顾病治愈，竟称神仙，其后未免以成败论矣！倘用咸寒时，遇有识者赞之，何至渴而穿井，斗而铸兵耶？然此案自堪传也。

---

① 行潦：沟中的流水。

59

面论顾季掖乃室奇证治之奇验

顾季掖乃室，仲夏时孕已五月，偶尔下血，医以人参、阿胶勉固其胎。又经一月，身肿气胀，血逆上奔，结聚于会厌胸膈间，食饮才入，触之痛楚，转下甚艰，稍急即连粒呕出，全如噎证。更医数手，咸以为胎气上逼，脾虚作肿，而成膈噎也。用人参之补，五味之收为治。延至白露节，计孕期已八月，而病造极中之极，呼吸将绝，始请余诊，毫不泄露病状。

其脉尺部微涩难推，独肺部洪大无伦，其喘声如曳锯，其手臂青紫肿亮，如殴伤色，余骇曰：似此凶证，何不早商？季掖曰：昨闻黄恩旭乃室，有孕而膈噎，得遇良治而愈，是以请救。但内子身肿气急，不识亦可疗否？余曰：此证吾视若悬鉴，不必明言，以滋惊恐，姑以善药一二剂投之，通其下闭上壅可也。季掖必求病名，余曰：上壅者，以肺脉之洪大，合于会厌之结塞，知其肺当生痈也；下闭者，以尺脉之微涩，合于肉色之青肿，知其胎已久坏也。善药者，泻白散加芩、桔之苦以开之，不用硝、黄等厉药也。

服一大剂，腹即努痛，如欲产状。季掖曰：产乎？余曰：肺气开而下行，数时闭拒，恶秽得出可也，奚产之云！再进一剂，身肿稍退，上气稍平，下白污如脓者数斗，裹朽胎而出。旬余尚去白污，并无点血相间，可知胎朽腹中已近百日，荫胎之血和胎俱化为脓也。病者当时胸膈即开，连连进粥，神思清爽。然朽胎虽去，而秽气充斥周身，为青肿者未去也；胸厌虽宽，而肺气壅遏，为寒热咳嗽者未除也。余认真一以清肺为主，旬余果获痊愈。

顾生升恒曰：先生议内子病，余甚骇为不然。及投剂如匙开钥，其言果验，朽物既去，忽大肿、大喘可畏，先生一以清肺药，批郤导窾，病邪旋即解散，不二旬体复康平，抑何神耶！内子全而老母不至尸饔①，幼子不至啼饥，此身不至只影，厚德固难为报耳！因思谈医如先生，真为轩歧继后，世俗之知先生者，即谓之谤先生可也，然而百世之下，犹当有闻风兴起者矣！昆庠晚学顾升恒季掖甫谨识于案末。

面论姜宜人奇证与交肠不同治法迥异

姜宜人得奇证，简《本草经疏》治交肠用五苓散之说，以为神秘。余见之辨曰：交肠一证，大小二便易位而出，若交易然，古用五苓治之，专为通前阴而设也。若此证闭在后阴，二便俱从前阴而出，拟之交肠，诚有似是实非者。况交肠乃暴病，骤然而气乱于中，此证乃久病，以渐而血枯于内，有毫厘千里之不同，安得拟之！

原失疾之所始，始于忧思，结而伤脾，脾统血者也。脾伤则不能统摄，而错出下行，有若崩漏，实名脱营。脱营病宜大补急固，乃误认为崩漏，以凉血清火为治，则脱出转多，不思天癸已尽，潮汛已绝，万无是病。其年高气弱，无血以实漏卮者，毫不念也。于是胞门子户

---

① 尸饔：主管炊食劳作之事。《朱熹集传》曰："言不得奉养，而使母仅主劳苦之事也。"

之血，日渐消亡，势不得不借资，不仰给矣！借资于大肠，转将大肠之血，运输而渗入胞囊，久之大肠之血亦尽，而大肠之气附血而行者，孤而无主，为拳为块，奔疼涣散，与林木池鱼之殃祸同矣！又如救荒者，剥邻国为立尽之墟所不顾矣！犹未也，仰给于胃脘，转将胃脘之血，吸引而渗入胞囊，久之胃脘之血亦尽，下脱之血始无源自止。夫胃脘之血，所以荣周身而灌百脉者，今乃暗归乌有，则苞稂失润，而黍离足忧。血尽而止，较之血存而脱，又倍远矣！故血尽然后气乱，气乱然后水谷舍故趋新，舍宽趋隘，江汉两渠，并归一路，身中为之大乱，势必大肠之故道复通，乃可拨乱返治。与五苓一方全无干涉，又况水谷由胃入肠，另有幽门泌别清浊，今以渗血之故，酿为谷道，是幽门辟为坦径矣，尚可用五苓再辟之乎！又况五苓之劫阴，为亡血家所深戒乎！

今之见一病辄有一药横于胸中，与夫执成方奉为灵秘者，大率皆误人者也。若宜人之病，余三指才下，便问曰：病中多哭泣否？婢媪曰：时时泣下。乃知脏躁者多泣，大肠方废而不用也。交肠云乎哉！今大肠之脉，累累而现于指，可虞之时，其来春枣叶生乎？枣叶生而言果验。

胡卣臣先生曰：此等证他人不能道只字，似此河汉无极，而更精切不可移易，为难能矣！

治陆令仪尊堂肺痈奇验

陆令仪尊堂，平日持斋，肠胃素枯，天癸已尽之后，经血犹不止，似有崩漏之意。余鉴姜宜人交肠之流弊，急为治之，久已痉可。值今岁秋月，燥金太过，湿虫不生，无人不病咳嗽，而尊堂血虚津枯之体，受伤独猛。胸胁紧胀，上气喘急，卧寐不宁，咳动则大痛，痰中带血而腥，食不易入，声不易出，寒热交作。而申酉二时，燥金用事，诸苦倍增。

其脉时大时小，时牢时伏，时弦紧，服清肺药，如以勺水沃焦，无裨缓急。诸子彷徨无措，知为危候，余亦明告以肺痈将成，高年难任。于是以葶苈大枣泻肺汤，先通其肺气之壅，即觉气稍平，食稍入，痰稍易出，身稍可侧，大有生机。余曰：未也，吾见来势太急，不得已而取快于一时。究竟暂开者易至复闭，迨复闭，则前法不可再用矣。迄今乘其暂开，多方以图，必在六十日后，交冬至节，方是愈期。

盖身中之燥，与时令之燥，胶结不解，必俟燥金退气，而肺金乃得太宁耳。令仪昆季极恳专力治之，此六十日间，屡危屡安，大率皆用活法斡旋。缘肺病不可用补，而脾虚又不能生肺，肺燥喜于用润，而脾滞又艰于运食。今日脾虚之极，食饮不思，则于清肺药中，少加参、术以补脾；明日肺燥之极，热盛咳频，则于清肺药中，少加阿胶以润燥。日续一日，扶至立冬之午刻，病者忽自云：内中光景，大觉清爽，可得生矣。奇哉！天时之燥去，而肺金之燥，遂下传于大肠，五六日不一大便，略一润肠，旋即解散，正以客邪易去耳！至小雪节，康健加飧①，倍于曩昔。盖胃中空虚已久，势必加飧，复其水谷容受之常，方为痊愈也。令仪昆季咸录微功，而

---

① 飧（sūn）：通"飱"，原意指晚餐。此处指食物。

余于此证有退思焉，语云：宁医十男子，莫医一妇人。乃今宁医十妇人，不医一男子矣！

胡卤臣先生曰：还丹不过九转，举世模之不就，陈诠可袭，活法难通也。

议郭台尹将成血蛊之病

郭台尹年来似有劳怯意，胸腹不舒，治之罔效，茫不识病之所存也。闻仆治病，先议后药，姑请诊焉。见其精神言动，俱如平人，但面色痿黄，有蟹爪纹路，而得五虚脉应之，因窃疑而诘之曰：足下多怒乎？善忘乎？口燥乎？便秘乎？胸紧乎？胁胀乎？腹疼乎？

渠曰：种种皆然，此何病也？

余曰：外证尚未显，然内形已具，将来血蛊之候也。

曰：何以知之？

曰：合色与脉而知之也。夫血之充周于身也，荣华先见于面，今色黯不华，既无旧恙，又匪新疴，其所以憔悴不荣者何在？且壮盛之年而脉见细损，宜一损皮毛，二损肌肉，三损筋骨，不起于床矣。乃皮毛、肌肉、步履如故，其所以微弱不健者又何居？是敢直断为血蛊，腹虽未大，而腹大之情形已著，如瓜瓠然，其日趋于长也易易耳。明哲可不见机于早耶！

曰：血蛊乃妇人之病，男子亦有之乎？

曰：男子病此者甚多，而东方沿海一带，比他处更多，医不识所由来，漫用治气、治水之法尝试，夭枉不可胜计，总缘不究病情耳！所以然者，以东海擅鱼盐之饶，鱼者甘美之味，多食使人热中；盐者咸苦之味，其

64

性偏于走血。血为阴象，初与热合，不觉其病，日久月增，中焦冲和之气，亦积渐而化为热矣。气热则结，而血始不流矣，于是气居血中，血裹气外，一似妇女受孕者然。至弥月时，腹如抱瓮矣，但孕系于胞中，如熟果自落；蛊蟠于腹内，如负赘难疗，又不可同语也。究而论之，岂有东方之水土致然？凡五方之因膏粱厚味，椒、姜、桂、糈①成热中者，除痛疽、消渴等证不常见外，至胀满一症，人人无不有之，但微则旋胀旋消，甚则胀久不消而成蛊耳。

倘能见微知著，宁至相寻于覆辙耶！要知人之有身，执中央以运四旁者也。今中央反竭，四旁以奉其锢，尚有精华发见于色脉间乎？此所以脉细皮寒，少食多汗，尪羸之状不一而足也。余言当不谬，请自揆之。

月余病成，竟不能用，半载而逝。

胡卣臣先生曰：议病开此一法门，后有学者，不可及矣！

答门人问州守钱希声先生吐血治法

门人问曰：州尊暴病，呕血数升，指尖微冷，喉间窒塞，声不易出。安危之机，关于医药，有用温补人参、阿胶之属者，有用凉血生地、玄参之属者，有用降火黄柏、知母之属者，漫难适从，请吾师确言其理，以开瞀瞆。

答曰：古今论失血之症，皆混在痰火一门，是以言之不中肯綮，吾试为子详之。夫血病有新久微甚，无不

---

① 糈（xǔ）：《说文解字》曰："糈，粮也。"又指精米之意。

本之于火，然火有阴阳不同，治法因之迥远。州尊虽旧尝失血，不过伤损之类，其原颇轻。今入春以来，忽尔呕血数盂，则出之暴矣。经云：暴病非阳。则其为火也，即非阳火甚明。阳火者五行之火，天地间经常可久之物，何暴之有？设其暴也，复可以五行之水折之，不能暴矣。惟夫龙雷之火，潜伏阴中，方其未动，不知其为火也。及其一发，暴不可御，以故载阴血而上溢。盖龙雷之性，必阴云四合，然后遂其升腾之势，若天青日朗，则退藏不动矣。故凡用凉血清火之药者，皆以水制火之常法，施之于阴火，未有不转助其虐者也。大法惟宜温补，而温补中之微细曲折，要在讲明有素。经曰：少阴之脉萦舌本。谓肾脉萦绕于舌根之间也。又曰：咯血者属肾。明乎阴火发于阴中，其血咯之成块而出，不比咳嗽痨症，痰中带血为阳火也。

此义从前未有发明，惟汉代张仲景为医中之圣，于伤寒证中垂戒一款云：误发少阴汗，动其经血者，下竭上厥为难治。后人随文读去，至下竭上厥之理，总置不讲，不知下竭者，阴血竭于下也，上厥者，阴气逆于上也。盖气与血两相维附，气不得血，则散而无统；血不得气，则凝而不流。故阴火动而阴气不得不上奔，阴气上奔，而阴血不得不从之上溢，阴血上溢，则下竭矣。血既上溢，其随血之气，散于胸中，不能复返本位，则上厥矣。阴气上逆，不过至颈而止，不能越高巅清阳之位，是以喉间窒塞，心忡耳鸣，胸膈不舒也。然岂但窒塞不舒已哉？阴气久居于上，势必龙雷之火应之于下，血不尽竭，不止也；气不尽厥，亦不止也。仲景所以断为难治者，其以是乎？但止曰难治，非谓不治也，仲景不立治法者，以另有《卒病论》一十六卷，专论暴病，后世散逸无传耳！

吾为子大辟其扃①，则以健脾中阳气为第一义。健脾之阳，一举有三善也：一者脾中之阳气旺，如天青日朗，而龙雷潜伏也；一者脾中之阳气旺，而胸中窒塞之阴气，如太空不留纤翳也；一者脾中之阳气旺，而饮食运化精微，复生其下竭之血也。况乎地气必先蒸土为湿，然后上升为云，若土燥而不湿，地气于中隔绝矣，天气不常清乎！今方书皆治阳火之法，至龙雷之火，徒有其名，而无其治，反妄引久嗽成痨，痰中带血之阳证，不敢用健脾增咳为例。不思咯血即有咳嗽，不过气逆上厥之咳，气下则不咳矣，况于原无咳嗽者乎！

古方治龙雷之火，每用桂、附引火归原之法，然施于暴血之症，可暂不可常。盖已亏之血，恐不能制其悍；而未动之血，恐不可滋之扰耳！究而论之，治龙雷之火，全以收藏为主，以秋冬则龙潜雷伏也。用收藏药不效，略用燥烈为向导，以示同气相求之义则可。既已收藏，宁敢漫用燥烈乎！先生宿有损伤失血之病，值此上下交匮，功令森严，人心欲逞，惴惴其不免，是劳伤又益以忧恐。恐则伤肾，而少阴之血无端溢出，与仲景所谓误发少阴汗动其血者，初无少异矣。又况肝主谋虑，性喜疏泄，冬间肾气不藏，久已供肝木之抠取，今春令将行，而肝木居青龙之位、震雷之司，乘权用事，是以天时之龙雷未动，身中之龙雷先动。其血已暴涌而出，不识后此春夏十二气，龙雷大发之时，将何血以奉之耶？

---

① 扃（jiōng）：《说文解字》曰："扃，外闭之关也。"此处指疑难点。

夫大病须用大药。大药者，天时春夏而吾心寂然秋冬是也。昔人逃禅二字甚妙，夫禅而名之曰逃，其心境为何如哉！子后遇此病，必以崇土为先，土厚则阴浊不升，而血患必止。万物以土为根，元气以土为宅，不可不亟讲矣！

胡卣臣先生曰：今世失血一症甚多。前后四案，发明无穷奥义，垂诲殷殷。此篇详论阴火原委，尤补千古阙失。

李思萱乃室膈气危症治验

李思萱室人有孕，冬日感寒，至春而发。初不觉也，连食鸡面鸡子，遂成夹食伤寒，一月才愈。又伤食物，吐泻交作，前后七十日，共反五次，遂成膈证，滴饮不入。

延诊时，其脉上涌而乱，重按全无，呕哕连绵不绝，声细如虫鸣，久久方大呕一声。余曰：病者胃中全无水谷，已翻空向外，此不可救之证也。思萱必求良治，以免余憾。余筹划良久，因曰：万不得已，必多用人参，但才入胃中，即从肠出，有日费斗金，不勾西风一浪之譬，奈何？渠曰：尽在十两①之内，尚可勉备。余曰：足矣！

乃煎人参汤，调赤石脂末，以坠安其翻出之胃，病者气若稍回，少顷大便，气即脱去。凡三日服过人参五两，赤石脂末一斤，俱从大便泻出。得食仍呕，但不呕

---

① 十两：底本为十日，据文义，当指人参在十两之内，尚可勉备。

药耳。因思必以药之渣滓，如粞粥①之类与服，方可望其少停胃中，顷之传下，又可望其少停肠中。于是以人参、陈橘皮二味，剪如芥子大，和粟米同煎作粥。与服半盏，不呕，良久又与半盏，如是再三日，始得胃舍稍安，但大肠之空尚未填实，复以赤石脂末为丸，每用人参汤吞两许。如是再三日，大便亦稀，此三日参橘粥内，已加入陈仓米，每进一盏，日进十余次，人事遂大安矣。仍用四君子汤、丸调理，统共用人参九两痊愈，然此亦因其胎尚未堕，有一线生气可续，故为此法以续其生耳！不然者用参虽多，安能回元气于无何有之乡哉！后生一子，小甚，缘母疾百日失荫之故。

附叶氏妇治验

叶氏妇，亦伤寒将发，误食鸡面鸡子，大热喘胀。余怜其贫，乘病正传阳明胃经，日间与彼双表去邪，夜间即以酒大黄、元明粉，连下三次，大便凡十六行，胎仍不动。次早即轻安，薄粥将养，数日痊愈。此盖乘其一日骤病，元气大旺，尽驱宿物以免缠绵也。设泥有孕，而用四物药和合下之，则滞药反为食积树党矣！

胡卣臣先生曰：前治神矣，后治复不减，盖前治明，后治良也。行所明以持危扶颠，藉有天幸者多矣！此嘉言所以昭述其事，亦曰不得已欤！

辨黄咫旭乃室膈气危症宜用缓治法果验

咫旭乃室病膈气二十余日，饮粒全不入口，延余诊

---

① 粞（xī）粥：指碎米煮成的粥。《类篇》曰："米碎曰粞。"

时，尺脉已绝而不至矣。询其二便，自病起至今，从未一通，只是一味痰沫上涌，厌厌待尽，无法以处。邑庠有施姓者，善决生死，谓其脉已离根，顷刻当坏。余曰：不然，《脉经》明有开活一款云：上部有脉，下部无脉，其人当吐，不吐者死。是吐则未必死也。但得天气下降，则地道自通，故此症倍宜治中，以气高不返，中无开阖，因成危候。待吾以法缓缓治之，自然逐日见效。

于是始独任以观验否，乃遂变旋覆代赭成法，而用其意，不泥其方。缘女病至尺脉全无，则莫可验其受孕，万一有而不求，以赭石、干姜辈伤之，呼吸立断矣。姑阙疑，以赤石脂易赭石，煨姜易干姜，用六君子汤加旋覆花煎调。服下呕即稍定，其岳父见用人参，以为劫病而致憾，余曰：无恐也，治此不愈，愿以三十金为罚，如愈一文不取。

乃全神照应，药必亲调，始与服之。三日后，渐渐不呕。又三日后，粥饮渐加，举家称快。但病者全不大便，至是已月余矣，一则忧病之未除，再则忧食之不运，刻刻以通利为嘱。余曰：脏气久结，食饮入胃，每日只能透下肠中一二节，食饮积之既久，脏气自然通透，原议缓治，何得急图耶？举家金以余为不情，每进诊脉，辄闻病者鼻息之扬，但未至发声相詈耳。盖余以归、地润肠之药，恐滞膈而作呕，硝石、大黄通肠之药，恐伤胎而殒命，姑拂其请，坚持三五日，果气下肠通而病全瘳矣！病瘳而其家窃议曰：一便且不能通，曷贵于医耶？月余，腹中之孕果渐形著，又议曰：一孕且不能知，安所称高耶？

吁嗟！余之设诚而行，以全人夫妻子母，而反以得谤也，岂有他哉！惟余得谤，当世之所谓医者，然后乃得名耳！

胡卣臣先生曰：议病入理之深，自然入俗之浅，如中无开阖之语，及脏气逐日渐通之语，岂堪向寻常索解耶！

面议倪庆云危症再生治验

倪庆云病膈气十四日，粒米不入咽，始吐清水，次吐绿水，次吐黑水，次吐臭水，呼吸将绝，医已歇手。余适诊之，许以可救。渠家不信，余曰：尽今一昼夜，先服理中汤六剂，不令其绝，来早转方，一剂全安。渠家曰：病已至此，滴水不能入喉，安能服药六剂乎？余曰：但得此等甘温入口，必喜而再服，不须过虑。渠诸子或庠或弁，亦知理折，金①曰：既有妙方，何不即投见效？必先与理中，然后乃用，此何意耶？余曰：《金匮》有云：病人噫气不除者，旋覆代赭石汤主之②。吾于此病，分别言之者有二道：一者以黑水为胃底之水，臭水为肠中之水，此水且出，则胃中之津液久已不存，不敢用半夏以燥其胃也；一者以将绝之气，只存一丝，以代赭坠之，恐其立断。必先以理中分理阴阳，俾气易于降下，然后代赭得以建奇奏绩，一时之深心，即同千古之已试，何必更疑？及简③仲景方，见方中只用煨姜④而不

① 金：《说文解字》曰："金，皆也。"
② 旋覆代赭石汤主之：《伤寒论》第161条曰："伤寒发汗，若吐，若下，解后，心下痞硬，噫气不除者，旋覆代赭汤主之。"
③ 简：通"检"。
④ 煨姜：考《伤寒论》理中丸原方为干姜。

用干姜，又谓干姜比半夏更燥，而不敢用。余曰：尊人所噫者，下焦之气也。所呕者，肠中之水也。阴乘阳位，加以日久不食，诸多蛔虫，必上居膈间，非干姜之辣，则蛔虫不下转，而上气亦必不下转，妙处正在此。君曷可泥哉！诸子私谓言有大而非夸者，此公颇似，姑进是药，观其验否。

进后果再索药，三剂后病者能言，云内气稍接，但恐太急，俟天明再服，后旦转方为妥。至次早未及服药，复请前医参酌，众医交口极沮①，渠家并后三剂不肯服矣。余持前药一盏，勉令服之，曰：吾即于众医前立地转方，顷刻见效，再有何说！乃用旋覆花一味煎汤，调代赭石末二茶匙与之，才一入口，病者曰好药，吾气已转入丹田矣！但恐此药难得。余曰易耳。

病者十四日衣不解带，目不交睫，惫甚，因图脱衣安寝，冷气一触，复呕，与前药立止。思粥，令食半盏，渠饥甚，竟食二盏，少顷已食六盏，复呕，与前药立止。又因动怒以物击婢，复呕，与前药立止。已后不复呕，但困倦之极，服补药二十剂，丸药一斤，将息二月，始能远出，方悔从前少服理中二剂耳。

胡卣臣先生曰：旋覆代赭一方，案中屡建奇绩，但医家未肯信用，熟读前后诸案，自了无疑惑矣！

论吴圣符单腹胀治法

圣符病单腹胀，腹大如箕，紧硬如石，胃中时生酸

---

① 沮（jǔ）：阻止、破坏之意。《礼记》曰："沮之以兵。"

水，吞吐皆然，经年罔效。盖由医辈用孟浪成法，不察病之所起与病成而变之理，增其势耳。昨见云间老医煎方，庞杂全无取义，惟肾气丸一方，犹是前人已试之法。但此病用之，譬适燕而南①其指也。夫肾气丸为肿胀之圣药者，以能收摄肾气，使水不泛溢耳，今小水一昼夜六七行，沟渠顺导，水无泛滥之虞也，且谓益火之源，以消阴翳耳。今酸味皆从火化，尚可更益其火乎！又有指腹胀为食积，用局方峻攻，尤属可骇。

仆不得不疏明其旨，夫圣符之疾，起于脾气不宣，郁而成火，使当时用火郁发之之法，升阳散火，病已豁然解矣！惟其愈郁愈湮，渐至胀满，则身中之气，一如天地不交而成否塞，病成而变矣！证似无火，全以火为之根，不究其根，但治其胀，如槟榔、厚朴、莱菔子之类，皆能耗气助火。于是病转入胃，日渐一日，煎熬津液，变成酸汁，胃口有如醋瓮，胃中之热，有如曲蘖，俟谷饮一入，顷刻酿成酢味矣！有时新谷方咽，旧谷即为迸出，若互换者。缘新谷芳甘未变，胃爱而受之，其酸腐之余，自不能留也。夫人身天真之气，全在胃口，今暗从火化，津液升腾屑越，已非细故。况土曰稼穑，作甘者也；木曰曲直，作酸者也。甘反作酸，木来侮土，至春月木旺时，必为难治，及今可治，又治其胀，不治其酸。曾不思酸水入腹，胀必愈增，不塞源而遏流，其势有止极耶！

试言其概，治火无过虚补、实泻两法。内郁虽宜从

① 适燕而南：指欲往燕国，却向南走。喻方证不符。适：往。燕：指燕国。

73

补，然甘温除热泻火之法，施于作酸日，其酸转增，用必无功。故驱其酸而反其甘，惟有用刚药一法。刚药者，气味俱雄之药，能变胃而不受胃变者也。参伍以协其平，但可用刚中之柔，不可用柔中之刚，如六味丸加桂、附，柔中之刚也。于六味作酸药中，入二味止酸药，当乎？不当乎？刚中之柔，如连理汤是也，刚非过刚，更有柔以济其刚，可收去酸之绩矣。酸去而后治胀，破竹之势已成，迎刃可解，锢疾顿蠲，脾君复辟，保合太和，常有天命矣。谓用药者后先铢两间，可无审乎？

善后多年，闻用黄柏、知母之属，始得全效，更奇。刚柔诸药，为丸服之，胸中如天地交而成泰，爽不可言，胀病遂不劳余力而愈。

附论善后之法

门人请曰：吾师治病，每每议先于药，究竟桴鼓相应，纤毫不爽。今果酸止胀消，脐收腹小，奏全绩矣！不识意外尚有何患？恳同善后之法，究极言之。

余答曰：悉乎哉问也！《内经》病机，刘河间阐发颇该，至于微茫要渺，不能言下尽传，吾为子益广其义。

夫病有逆传、顺传种种不同，所谓病成之机则然，至于病去之机，从来无人道及。前论圣符之病，乃自脾入传于胃，今酸去胀消，亦自胃复返于脾，故善后之法，以理脾为急，而胃则次之，其机可得言也。设胃气未和，必不能驱疾，惟胃和方酸减谷增，渐复平人容蓄之常。然胃喜容蓄，脾未喜健运，倦怠多睡，惟乐按摩者有之；受食一盏，身若加重，受食三盏，身重若加一钧者有之；步履虽如常候，然登高涉险，则觉下轻上重，举足无力，身重肢疲，头昏气急者有之；脾阳弗旺，食后喜溉沸汤，借资于有形之热者有之；其病之余，有夏热为瘅，秋凉为疟，燥胜脾约，湿胜脾泄者有之，故理脾则百病不生，不理脾则诸疾续起，久之乃入于胃也。至若将息失宜，饮食房劳所犯，脾先受之，犹可言也。设忿怒之火一动，则挟木邪直侵胃土，原病陡发，不可言也。语以一朝之忿，亡身及亲为惑，垂戒深矣！又其始焉酸胀，胃中必另创一膜囊如赘疣者，乃肝火冲入，透开胃膜。故所聚之水，暗从木化变酸，久久渐满，膜囊垂大，其腹之胀，以此为根。观其新谷入口，酸物迸出，而芳谷不出，及每食饴糖，如汲筒入喉，酸水随即涌出，皆可征也。若非另一窠臼，则其呕时宜新腐俱出，如膈气之类，何得分别甚清耶？

昨游玉峰，渠家请授他医调摄之旨，及语以另辟膜囊，其医不觉失笑曰：若是，则先生真见隔垣矣。吁嗟！下士闻道，固若此乎？订方用六君子汤，煎调赤石脂末，其医不解，岂知吾意中因其膜囊既空，而以是填之，俾不为异日患乎！吾昔治广陵一血蛊，服药百日后，大腹全消，左胁肋始露病根一长条，如小枕状。以法激之，呕出黑污斗许，余从大便泄去，始消。每思蛊胀，不论气血水痰，总必自辟一宇，如寇贼蟠踞，必依山傍险，方可久聚。《内经》论五脏之积，皆有定所。何独于六腑之聚久为患如鼓胀等类者，遂谓漫无根柢区界乎？是亦可补病机之未逮。

附窠囊证据

许叔微《本事方》曰：微患饮澼三十年，始因少年

75

夜坐写文，左向伏几，是以饮食多坠左边，中夜必饮酒数杯，又向左卧。壮时不觉，三五年后，觉酒只从左下有声，胁痛、食减、嘈杂，饮酒半盏即止，十数日必呕酸水数升。暑月只右边有汗，左边绝无，遍访名医及海上方，间或中病，止得月余复作，其补如天雄、附子、矾石，利如牵牛、大戟、甘遂，备尝之矣。自揣必有澼囊，如水之有科臼①，不盈科不行。但清者可行，而浊者停滞，无路以决之，故积至五七日，必呕而去。脾土恶湿，而水则流湿，莫若燥脾以去湿，崇土以填科臼。乃制苍术丸，服三月而疾除。

由此观之，痰饮小患，尚有科臼，岂胀满大病，反无科臼乎？但许公酸水积至数升，必尽呕去，故不下渗于腹。若圣符则积之经年，腹中已容数斗，喉间连谷上涌者，不过数口而已。向非吾先治胃中酸水，腹内再可加一年之积乎？然腹中之事，言之反涉于诞，其不以为功也宜矣！昔贤自病三十年始悟，今之医辈，视人犹己者有几？况己病亦不知所由耶！其更数医而不能为善后计者，总之未透此关耳！

胡卣臣先生曰：认病机处，溯流穷源，若河汉莫可纪极。然实凿凿有据，不涉影响，觉十年读书，三次折肱者，未必具此手眼。

论吴叔宝无病而得死脉

吴叔宝先生，因治长公圣符之暇日，无病索为立案，岂求隔垣早见，而撒土先防乎！仆未悉翁平素之脉，因

---

① 科臼：通"窠臼"。下同。

尝药而吐泻交作，始为诊之。

见脉躁而不静，劲而不柔，疑所伤甚大。乃翁漫不介意，无非恃体之坚固耳。及具道平昔，始知禀受元阳甚旺，从前所患，皆为热中之病。盖膏粱厚味之热，阳气载以俱升，势必发为痈疽疔毒，及脓溃斗许，毒尽而阳不乏，夫非得于天者厚耶！然屡费不赀，久从暗耗，况人身候转不常，始传热中，今传寒中矣。热中则一身之痰，俱变为热，痰热则走，故发为疮疡；寒中则一身之痰，俱变为寒，痰寒则凝，故结塞于胸膈，不易开散。一由阳气高亢，一由阳气卑微耳！今见脉中或三至一转，或五至一转，不与指相值，自为区别。虽名三五不调，其实阳气孤危已甚，翁弗病则已，万一病出，必非纾徐迂缓。试即以冬时为譬，寒威凛冽，阴霾昼见，天日无光，或有之矣，能无虑乎！据所禀之厚，宜百年有常，乃今亦觉少衰，扶身药饵，有断不可缺者。服药而脉返其驯，绵续闺间，尚可臻古稀之列。盖所禀之丰，如有国者祖功宗德之隆，即当衰季，复有中兴一段光彩耳。

翁见案不怿[1]，至冬月果患胸腹紧痛，胀闷不堪，以滚酒热盐，内浇外熨不止，服附子理中十数剂始安。次年四月，临丧过哀，呕血升余，服润滞药过多，饮食入胃，先痛后呕，大便黏滞而不坚燥，欲成痰膈。在郡更医十余手，杂投罔效，归用土医服观音对坐草，而胃气搜削殆尽。最后饮水恶热，乃胃中久失谷养，津液尽枯，一团真火内炽。凡病此症者，无不皆然，医者不审痰膈

<hr>

① 怿：喜悦。《说文解字》曰："怿，悦也。"

与热膈异治，尚以牛黄、狗宝①，漫图侥幸。

仆以未病先识，不敢染指投剂，亦由时辈媚嫉，欲借翁病为刀俎地，先以去年所用之药为谤端，是以即有旋覆代赭成法可施，承当不下耳，可胜悼哉！

胡卣臣先生曰：舆谤易兴易息，出于公耳，独埙篪②中之鬼域，造端微而贻祸远，可慨可慨！

附与门人论饮滚酒过多成膈症之故

过饮滚酒，多成膈症，人皆知之，而所以然之理不达也。盖膈有二种：一者上脘之艰于纳，一者下脘之艰于出耳。然入之胃中，全是一团冲和之气，所以上脘清阳居多，不觉其热；下脘浊阴居多，不觉其寒。即时令大热，而胃中之气，不变为热；时令大寒，而胃中之气，不变为寒。气惟冲和，故但能容食，不能化食，必藉脾中之阳气入胃，而运化之机始显，此身中自然之造化也。曲蘖之性，极能升腾，日饮沸酒不辍，势必将下脘之气转升于中上二脘，而幽门之口，闭而不通者有之。且滚酒从喉而入，日将上脘炮灼，渐有腐熟之象，而生气不存，窄隘有加，止能咽水，不能纳谷者有之。此其所以多成膈症也。

若夫热药之性，其伤人也必僭③，以火曰炎上也；寒药之性，其伤人也必滥，以水曰润下也。不僭不滥，而独伤中焦冲和之气者，必无之理。设果服附子能成膈患，

---

① 狗宝：狗的胆囊、肾脏或膀胱、胃结石等。与牛黄、马宝并誉为"三宝"。《本草纲目》曰："狗宝生癞狗腹中。"

② 埙篪（xūn chí）：皆古代乐器，二者合奏时声音相应和。

③ 僭（jiàn）：超越身份，过分。

去年劝勿饮热酒时，何不蚤①言？而治钱州尊失血，大剂倍用，又何自戾耶？赤土不容朱砂，巧于用譖②，此方之不我榖③者，岂偶哉？

面论大司马王岵翁公祖耳鸣用方大意

　　人身有九窍，阳窍七，眼耳鼻口是也；阴窍二，前后二阴是也。阳气走上窍，而下入于阴位，则有溺泄腹鸣之候；阴气走下窍，而上入于阳位，则有窒塞耳鸣之候。故人当五十以外，肾气渐衰于下，每每从阳上逆，而肾之窍开于耳，耳之聪司于肾，肾主闭藏，不欲外泄。因肝木为子，疏泄母气而散于外，是以谋虑郁怒之火一动，阴气从之上逆，耳窍窒塞不清，故能听之近不碍，而听远不无少碍。高年之体，大率类然。然较之聋病，一天一渊。聋病者，其窍中另有一膜，遮蔽外气，不得内入，故以开窍为主。而方书所用石菖蒲、麝香等药，及外填内攻等法者，皆为此而设。

　　至于高年，阴气不自收摄，越出上窍，此理从无一人会及，反以治少壮耳聋药，及发表散气药，兼带阴虚为治，是以百无一效。不知阴气至上窍，亦隔一膜，不能越出窍外，止于窍中汩汩有声，如蛙鼓蚊锣，鼓吹不已。以故外入之声，为其内声所混，听之不清，若气稍不逆上，则听稍清，气全不逆上，则听全清矣。不肖悟

---

①　蚤：通"早"。下同。
②　譖（zèn）：谮也。即诬陷、谗言之意。
③　不我榖：即不榖我。榖，善待。

明此理，凡治高年逆上之气，屡有奇效。方中大意，全以磁石为主，以其重能达下，性主下吸，又能制肝木之上吸故也，而用地黄、龟胶群阴之药辅之，更用五味子、山茱萸之酸以收之，令阴气自旺于本宫，不上触于阳窍。由是空旷无碍，耳之于声，似谷之受响，万籁之音，尚可细聆，岂更与人声相拒，艰于远听耶？此实至理所在，但医术浅薄之辈，不能知之，试观人之收视而视愈明，返听而听愈聪者，然后知昌之斯言，非臆说也，谨论。

附答岵翁公祖书

捧读祖台钧论，耳中根原甚悉，且考究方书，揣察仲景，即深于医旨者，不能道只字。不肖昌竦然于金玉之音，从兹倍加深入矣，庆幸庆幸！昨方论中，明知左耳有一膜遮蔽，姑置未论，但论右耳，所以时清时混之故，在于阴气上触耳。盖人两肾之窍，虽开于耳，而肾气上入耳际，亦为隔膜所蔽，不能越于耳外，止于耳根下。少则微鸣，多则大鸣，甚且将萦耳之筋，触之跳动，直似撞穿耳轮之象者，然实必不可出也。设阴气能出耳外，而走阳窍，则阴阳相混，非三才之理矣。故耳之用，妙在虚而能受也。外入之气，随大随小，至耳无碍，惟内触之气，咶咶有声。所以外入之气，仅通其半。若郁怒之火动，内气转增，则外入之气转混，必内气渐走下窍，上窍复其虚而能受之体，然后清清朗朗，声入即通，无壅碍也。方书指为少阳胆、厥阴肝二经热多所致，是说左耳分部。然少阳之气，能走上窍，其穴皆络于脑巅，无触筋冲耳之理，不当与厥阴混同立说。其通圣散一方，汗下兼用，乃治壮火之法。丹溪所取，亦无确见，惟滚痰丸一方，少壮用之，多有效者，则以大黄、黄芩、沉香之苦，最能下气，而礞石之重坠，大约与磁石之用相仿也。

不肖昌所以不用此方者，以其大损脾胃，且耗胸中氤氲之气耳。至于肾虚耳鸣，指作膀胱相火上升，则阳火必能透出上窍，不为鸣也。尤见丹溪无据之谈。《易》言水中有火，原说真火，故坎中之一点真阳，即真火也。高年之人，肾水已竭，真火易露，故肾中之气，易出难收，况有厥阴之水，为之挹取乎！然则壮水之主，以制阳光，如盏中加油，而灯焰自小诚为良治。乃云作阴虚治不效者，知其泛论世人，不为老人立法也。夫收摄肾气，原为老人之先务，岂丹溪明哲而为此等议论乎！不肖昌昨方论中欲返祖台右耳十余年之聪，以仰答帝鉴，慰藉苍生耳，非为左耳数十年之锢论也。草野不恭，统惟亮宥，谨复。

胡卣臣先生曰：耳鸣之故，从来无人说透，此案方大开法门。

直叙王岵翁公祖病中垂危复安始末

岵翁公祖，自春月论耳鸣后，见昌执理不阿，知为可用。至冬初以脾约便艰，再召诊视，进苁蓉、胡麻、山药、首乌等，四剂即润。盖缘肠中少血多风，与药适宜，故效敏耳。自是益加信悦，时沐枉驾就问，披衷相示。

冬尽偶因饱食当风，忽然一吐，倾囊而出，胃气大伤，随召诊问。体中微似发热，左关之脉甚大，自云：始先中脘不舒，今觉气反攻左，始用梨汁不投，今用蔗

81

浆稍定，不知此何症也？昌因断曰：此虚风之候也，以胃中所受之水谷，出尽无留，空虚若谷，而风自内生。兼肠中久蓄之风，乘机上入，是以胃中不安，然风入于胃，必左投肝木而从其类，是以气反攻左而左脉即为之大且劲。《内经》云：风淫于内，治以甘寒。梨汁、蔗浆，俱甘寒对症之物，而一效一不效者，又可知胃中气虚已极，不耐梨性之达下，而喜蔗性之和中也。

于是以甘寒一派之药定方，人参、竹沥、麦门冬、生地黄之属，众议除参不用。服后腹中呱呱有声，呕出黄痰少许，胸中遂快，次早大便亦通，症似向安。然有可怪者，本是胃经受病，而胃脉反不见其病，只是上下两旁，心肾肝肺之脉，时时另起一头，不安其常。因为剖心争论，谓此非上下两旁之见病端也，乃中央气弱，不能四迄，如母病而四子失乳，故现饥馁之象耳。观公祖自云：口中之味极淡。又云：水到喉管，即注住不肯下行。明明是胃中之气不转，宿水留住喉间，不能更吞新水耳，宜急用四君子汤以理胃气，则中央之枢轴转，而四畔之机关尽利，喉管之水气不逆，而口中之淡味亦除矣。如不见信，速请明者商之，不便在此羁时误事也。

然而言过激烈，反怪为故意惊骇，改召二医，有谓中风者，有谓伤寒者，见各不同，至于人参之不可用，则同声和之。谓症之轻而易疗，则同力担之，微用发表之药，即汗出沾濡，又同口赞之，曾不顾已竭之胃气，追之实难，反开关而纵之去，于是气高神荡，呃逆不休矣。再侥幸而投黄连一剂，将绝之系，加极苦以速其绝，二医措手不及。

复召昌至，则脉已大乱，如沸如羹，频转频歇，神

82

昏不醒，身强莫移，年寿①间一团黑滞，其气出则顺，而入必哕，通计昼夜一万三千五百息，即得一万三千五百哕矣。二医卸祸，谓昌前所议四君子汤，今始可用。吁嗟！呼吸存亡，尚图雍容樽俎乎？据理答之曰：气已出而不入，再加参、术之腻阻，立断矣！惟有仲景旋覆代赭石一方，可收神功于百一。进一剂而哕势稍减，二剂加代赭石至五钱，哕遂大减，连连进粥，神清色亮，脉复体轻。再用参、苓、麦冬、木瓜、甘草，平调二日，遂康复如初。此盖祖翁少时纯朴不凋，故松柏之姿，老而弥劲，非尽药之功能也，即论药，亦非参之力，乃代赭坠参下行之力也。祖翁病剧，问昌何为不至，及病间，见昌进药，即鼓勇欣尝，抑何见知之深耶！而昌亦得藉汤药以行菽水②之事，快矣快矣！

胡卤臣先生曰：《左氏春秋》，无与于兵，而名将以为兵法至精，见理不到，则一心之运用不出也。噫！难与俗人言。

直推王岵翁公祖病后再误贻患

岵翁公祖，深知医理，投剂咸中肯綮，所以长年久世。然苦耳鸣，不乐对客，其左右侍从，谁能究心医药之事！前病获安，竟以为人参之力，而卸祸者反得居功。谓其意原欲用参，但不敢专主，姑进不肖商榷，以示详慎耳！于是善后之宜，一以诿之，曾不顾夫一误再误也。吁嗟！善后之图维，果易谋乎哉！

---

① 年寿：相理中，鼻的下端叫鼻准（或叫准头），将鼻脊至两眼中间处，叫山根；鼻准与山根之间的中点叫年寿。

② 菽水：即豆与水。后代指晚辈对长辈的供养。

前所论虚风一症，昌才用甘寒药一剂稍效，俄焉更医，误以伤寒为治，而致危殆。昌虽用旋覆代赭二剂回天，然前此虚风本症，尚无暇于驱除，而主家及医，其时方竞夸人参之力，谓调理更宜倍用，无俟参酌。曾不思虚风酝酿日深，他日再求良治，不能及矣！此际欲造庭力争，是谓生端。即上书陈说，又恐中格。惟有抚膺辗转太息而已。吁嗟！时事之不可为，大都若此矣。然虽不得借箸前筹，未可不列眉而论也。《内经》云：风者善行而数变。言风之为病，无定体也。又曰：病成而变。此则专言胃风所传之病，变症最多也。

变症有五：一曰风成为寒热，以风气通肝，则木盛而侮脾胃，故生寒热也。祖翁前病时，左关之脉独大，自云气反攻左，而每多寒热之候，致医辈视为外感者，是其征也。一曰厥成为巅疾，厥者逆也，谓胃气逆而上升，成巅顶之疾，如眩晕之类也。祖翁前病时，呃逆不休，时觉昏晕者，是其征也。一曰瘅成为消中，瘅者热也，热积胃中，善食而易饥，火之害也。祖翁胃中素有积热，而多欲得食者，是其征也。一曰久风为飧泄，言胃中风炽，飧已即泄，不留停也。祖翁平素三四日始一大便，今尝无故泄下数行，是其征也。一曰脉风成为疠，言胃中之风，酝酿既久，则荣气腐而不清，肌肉之间，渐至溃烂，以胃主肌肉也。祖翁四末及脉道之间，惯生疮疡，浸淫为害者，是其征也。此五者，总为胃风之病，祖翁俱已见端，又喜飧羊肉、河豚以招致之，然亦不自由也。

盖风煽胃中，如转丸之捷，食入易消，不得不借资于厚味，而不知胃中元气，久从暗耗。设虚风止息，即

84

清薄之味，尚不易化，况乎肥甘乎？今之医者，全不究病前病后消息，明明语以虚风之证，竟不知虚风为何物，奈何言医耶！奈何言调摄耶！昌于此殆不胜古今家国之感矣！

案虽定，而狂瞽之言，未便呈览，兼值昌有浙游，旋日，祖翁复得重恙。召诊时，语昌云：一病几危，今幸稍可，但彻夜撰改本章不辍，神乱奈何？昌对曰：胃风久炽，津液干枯，真火内燔，宜用知母一两，人参、甘草各一钱，日进二剂自安。众议方中用参太少，且无补药佐之，全无取义，竟置不用，连进参、术大剂，不效。

越三日，剂中人参竟加一两，服后顷刻气高不返而仙逝。八旬元老，勋勒鼎彝①，子姓森森，绕榻三匝，夫复何憾！独昌亲承械朴之化，于报称之心，有所未慊也，哀哉！

直叙立刻救苏刘筠枝不终其用之故

筠枝先生，创业维艰，大率得之节啬者多，然七旬御女不辍，此先天元阳固密，非人力之所为也。若能良贾深藏，可以百年用之不竭，奈何以御女之故，而数扰其阳耶！

夫阳者亲上而卫外，易出而难收者也。在根基浅露之躯，毫不敢肆情纵欲，幸而根深蒂固，不易动摇，乃

---

① 勋勒鼎彝：指功勋大。勋，功勋。勒，雕刻。鼎彝，古代祭器，上面多刻有表彰有功人物的文字。

以房中之术，自伐其根，而重加栽接，致大命危于顷刻。岂误以节啬之方，而倒施之御女乎！夏月阳气在外，阴气在内，此时调摄之法，全以扶阳抑阴为主。翁偶不快，实饮食起居如常，医者以壮年伤暑之药，香薷、黄柏、石膏、知母、滑石、车前、木通投之，即刻不支，卧于床褥。次早余见时，则身僵颈硬，舌强喉哑，无生理矣。余诊毕云：此证虽危，然因误药所致，甫隔一晚，尚可以药速追。急以大附子、干姜、人参、白术各五钱，甘草三钱，大剂煎服，可解此厄，万不宜迟。

渠诸子不能决，余忙取药自煎。众议姑以前方煎四分之一，服之安贴，再煎未迟。只得从之，药成送进，适前医再至，遂入诊良久，阻药不用，余面辱其医，进房亲督灌药。寸香之久，翁大呕一声，醒而能言，但声雌而颤，呼诸子乳名云：适才见州官回。询其所由，开目视之不语，转问医者何人，曰江西喻，遂抬手一拱，又云：被缝有风来，塞塞。

余甚快，忙出煎所存三分之药以再进。维时姻族杂至，商以肩舆送余归寓。余断欲进药，众劝云：且暂回寓，或者明日再请。其意中必惧吾之面折医辈耳，及他医进药，哑聩如前，越二日而逝。余为之叹惜不已焉！七旬御女不辍，斧斤于内，而假庸医以权，长子次子继夭；斧斤于外，而开姻族以衅，气机久动，尚自谓百年无患也，于人乎何尤！

胡卣臣先生曰：献玉而遭刖，认为顽石也；投珠而按剑，诧为不祥也。至剖石得玉，转灾为祥，尚然不识，则何见耶！医事固裂，亦所遇适穷耳。

86

论徐岳生将成痿痹之证

徐岳生躯盛气充，昔年因食指微伤见血，以冷水濯之，遂至血凝不散，肿溃出脓血数升，小筋脱出三节，指废不伸。迩来两足间，才至秋月，便觉畏冷，重绵蔽之，外捬①仍热，内揣②独觉其寒，近日从踵③至膝后，筋痛不便远行。云间老医令服八味丸，深中其意。及仆诊，自云平素脉难摸索，乃肝肺二部，反见洪大，大为病进。况在冬月木落金寒时，尤为不宜，方来之势，将有不可向迩者。八味丸之桂、附，未可轻服也。何也？筋者肝之合也，附筋之血，既经食指之挹取，存留无几，不能荣养筋脉，加以忿怒，数动肝火，传热于筋。足跗之大筋，得热而短，是以牵强不便于行也。然肝之所主者惟肺，木性畏金，禀令拥戴，若君主然，故必肺气先清，周身气乃下行。今肺脉大，则肺气又为心主所伤，壅室不清，是以阳气不能下达而足寒也。然则所患虽微，已犯三逆，平素脉细，而今脉大，一逆也；肝脉大而热下传，二逆也；肺脉大而气上壅，三逆也。设误以桂、附治之，热者愈热，壅者愈壅，即日便成痿痹矣。

此际用药，渊乎微乎，有寻常不能测识者。盖筋脉短劲，肝气内锢，须亟讲于金伐木荣之道，以金伐木，而木反荣，筋反舒，匪深通玄造者，其孰能知之？然非

---

① 捬：通"抚"。抚摩。
② 揣：衣服包裹。
③ 踵：脚后跟。

金气自壅，则木且奉令不暇，何敢内拒？惟金失其刚，转而为柔，是以木失其柔，转而为刚。故治此患，先以清金为第一义也。然清金又先以清胃为第一义，不清其胃，则饮酒焉，而热气输于肺矣；厚味焉，而浊气输于肺矣。药力几何，能胜清金之任哉！金不清，如大敌在前，主将懦弱，已不能望其成功，况舍清金而更加以助火烁金，倒行逆施以为治耶！必不得之数矣！

翁见药石之言，漫无忌讳，反疑为张大其说，而莫之信。竟服八味丸，一月后，痿痹之情悉著，不幸所言果验。乃卧床一载，必不令仆一见。闻最后阳道尽缩，小水全无，乃肺金之气，先绝于上，所以致此。明明言之，而竟蹈之，奈何奈何！

胡卣臣先生曰：此治痿痹证之《妙法莲华经》也，不当作文字襄视。

论江冲寰先生足患治法

庚辰冬，于鼎翁公祖园中，识先生半面。窃见身体重着，履步艰难，面色滞晦，语言迟缓，以为有虚风卒中之候也。因为过虑，辛巳秋召诊问。细察脾脉，缓急不调，肺脉劲大，然肝木尚平，阳气尚旺，是八风之邪，未可易中。而筋脉掣痛，不能安寝者，大率风而加之以湿，交煽其虐所致。以斯知尚可引年而施治也，何也？风者肝之病，天之气也；湿者脾之病，地之气也，天气迅疾，故发之暴，益以地气之迂缓，反有所牵制而不能暴矣！然气别则病殊，而气交则病合，有不可不明辨者。

病殊者，在天气则风为百病之长。其来微，则随相

88

克为传次，必遍五脏而始烈；其来甚，则不由传次而直中。唯体虚之人，患始不测焉。在地气则湿为下体之患。其来微，则足跗肿大，然得所胜亦旋消；其来甚，则害及皮肉筋脉，以渐而上攻。亦唯阳虚之人，势始腾越焉！两者一本之天，一本之地，病各悬殊，治亦异法者也。病合者，天之气入于筋脉，地之气亦入于筋脉。时乎天气胜，则筋脉张而劲焉；时乎地气胜，则筋脉軃①而缓焉。两者其源虽异，其流则同，交相蕴结，蔓而难图者也。

先生房中之风，始虽不可知，然而所感则微也。至若湿之一字，既以醇酒厚味而酿之于内，又为炎蒸岚瘴而袭之于外，是以足患日炽。虽周身筋脉舒展，亦不自如，究意不若足间昼夜掣痛，疮疡肿溃，浸淫无已也。夫春时之风也，夏时之湿与热也，秋时之燥也，三时之气，皆为先生一身之患者也。而一身之患，又惟一隅独当之，亦良苦矣！设内之风湿热燥不攘，足患其有宁宇乎？所可嘉者，惟冬月寒水司令，势稍末减。而医者不识此意，每投壮筋骨之药酒，以驱其湿。不知此乃治寒湿之法，惟冬月病增者方宜，岂以风湿、热湿，而倒行逆施，宁不重其困耶？况乎先生肺脉劲大，三四日始一大便，虽冬月亦喜形寒饮冷，而不常近火，何所见其为寒湿也哉！所以孙真人大小竹沥等方，风、湿、热、燥、寒五治之药俱备，笼统庞杂，后人全不知用。若识此义为去取，则神而明之之事矣！然则不辨证而用方者，几何而不误耶！

---

① 軃（duǒ）：下垂貌。

胡卣臣先生曰：辨证纵横无碍，剑光烨烨逼人。

论钱太封翁足患不宜用热药再误

钱叔翁太老先生，形体清瘦，平素多火少痰，迩年内蕴之热，蒸湿为痰。辛巳夏秋间，湿热交胜时，忽患右足麻木，冷如冰石。盖热极似寒，如暑月反雨冰雹之类。医者以其足跗之冷也，不细察其为热极似寒，误以牛膝、木瓜、防己、加皮、羌、独之属温之，甚且认为下元虚惫，误用桂、附、河车之属补之，以火济火，以热益热，由是肿溃出脓水。浸淫数月，踝骨以下，足背指踵，废而不用，总为误治而至此极耳！

其理甚明，无难于辨。若果寒痰下坠，不过坚凝不散止耳，甚者不过痿痹不仁止耳，何至肿而且溃，黄水淋漓，腐肉穿筋耶！太翁不知为医药所误，乃委咎于方隅神煞所致，岂其然哉！此与伤寒坏证，热邪深入经络而为流注，无少异也。所用参膏，但可专理元气，而无清解湿热之药以佐之，是以未显厥效。以元老之官，不可以理烦剧，设与竹沥同事，人参固其经，竹沥通其络，则甘寒气味，相得益彰矣。徐太掖先生服人参以治虚风，误佐以附子之热，迄今筋脉短缩，不便行持，亦由不识甘寒可通经络也。且太翁用参膏后，脾气亦既大旺，健运有加矣，此时傥能搏节①饮食，俾脾中所生之阳气，得专力以驱痰、驱热，则痰热不留行，而足患并可结局。乃日食而外，加以夜食，虽脾气之旺，不为食所伤，然

---

① 搏节：抑制，节制。

90

以参力所生之脾气，不用之运痰、运热，止用之以运食，诚可惜也！

今者食入亦不易运，以助长而反得衰，乃至痰饮胶结于胸中，为饱为闷，为频咳而痰不应，总为脾失其健，不为胃行津液。而饮食反以生痰，渐渍充满肺窍，咳不易出。虽以治痰为急，然治痰之药，大率耗气动虚，恐痰未出，而风先入也。唯是确以甘寒之药，杜风消热润燥补虚豁痰，乃为合法。至于辛热之药，断断不可再误矣。医者明明见此，辄用桂、附无算，想必因脓水易干，认为辛热之功，而极力以催之结局耳，可胜诛哉！

胡卤臣先生曰：湿热伤足，自上而下也；足寒伤心，自下而上也。自上下者，先清其上；自下上者，先温其下。观此而民病伤国，可知治先在民矣！

论浦君艺喘病证治之法

人身难治之病有百证，喘病其最也。喘病无不本之于肺，然随所伤而互关，渐以造于其极，惟兼三阴之证者为最剧。三阴者，少阴肾、太阴脾、厥阴肝也，而三阴又以少阴肾为最剧。经云：肾病者善胀，尻以代踵，脊以代头。此喘病兼肾病之形也。又云：劳风发在肺下，巨阳引精者三日，中年者五日，不精者七日，当咳出青黄浓浊之痰如弹子者大，不出者伤肺，伤肺者死也。此喘病兼肾病之情也。故有此证者，首重在节欲，收摄肾气，不使上攻可也。其次则太阴脾、厥阴肝之兼证亦重，勿以饮食忿怒之故，重伤肝脾可也。

若君艺之喘症，得之于髫幼①，非有忿欲之伤，只是形寒饮冷，伤其肺耳。然从幼惯生疮疖，疮疖之后，复生牙痛。脾中之湿热素多，胃中之壮火素盛，是肺经所以受伤之原，又不止于形寒饮冷也。脾之湿热，胃之壮火，交煽而互蒸，结为浊痰，溢入上窍，久久不散，透开肺膜，结为窠囊。清气入之，浑然不觉，浊气入之，顷刻与浊痰狼狈相依，合为党援。窒塞关隘，不容呼吸出入，而呼吸正气，转触其痰，齁齁②有声，头重耳响，胸背骨间有如刀刺，涎涕交作，鼻颊③酸辛，若伤风状。正《内经》所谓心肺有病而呼吸为之不利也。必俟肺中所受之浊气，解散下行，从前后二阴而去，然后肺中之浓痰，咯之始得易出，而渐可相安。及夫浊气复上，则窠囊之痰复动，窒塞仍前复举，乃至寒之亦发，热之亦发，伤酒、伤食亦发，动怒、动欲亦发。所以然者，总由动其浊气耳。

浊气本居下体，不易犯入清道，每随火热而上腾，所谓火动则气升者。浊气升也，肾火动，则寒气升；脾火动，则湿气升；肝火动，则风气升也，故以治火为先也。然浊气既随火而升，亦可随火而降，乃凝神入气以静调之，火降而气不降者何耶？则以浊气虽居于下，而肺中之窠囊，实其新造之区，可以侨寓其中，转使清气逼处不安，亦若为乱者然。如寇贼依山傍险，蟠据一方，此方之民，势必扰乱而从寇也，故虽以治火为先，然治火而不治痰，无益也；治痰而不治窠囊之痰，虽治与不

---

① 髫（tiáo）幼：泛指幼年儿童。《说文解字》曰："髫，小儿垂结也。"即古代小儿头上扎起来的下垂头发。

② 齁齁：熟睡时打呼噜的声音。

③ 鼻颊（è）：指鼻梁。《说文解字》曰："颊，鼻茎也。"

治等也。治痰之法，曰驱、曰导、曰涤、曰化、曰涌、曰理脾、曰降火、曰行气，前人之法，不为不详。至于窠囊之痰，如蜂子之穴于房中，如莲子之嵌于蓬内，生长则易，剥落则难，由其外窄中宽。任行驱导涤涌之药，徒伤他脏，此实闭拒而不纳耳。究而言之，岂但窠囊之中，痰不易除，即肺叶之外，膜原之间，顽痰胶结多年，如树之有萝，如屋之有游，如石之有苔，附托相安，仓卒有难于刬①伐者。古今之为医者夥②矣，从无有为此渺论者，仆生平治此症最多，皆以活法而奏全绩。

盖肺中浊邪为祟，若牛渚怪物，莫逃吾燃犀之焰者，因是旷观病机，异哉！肺金以脾土为母，而肺中之浊痰，亦以脾中之湿为母。脾性本喜燥恶湿，迨夫湿热久锢，遂至化刚为柔，居间用事。饮食入胃，既以精华输我周身，又以败浊填彼窍隧，始尚交相为养，最后挹此注彼，专为外邪示岂弟，致使凭城凭社③辈，得以久遂其奸。如附近流寇之地，益以巨家大族，暗为输导，其滋蔓难图也。有由然矣！

治法必静以驭气，使三阴之火不上升，以默杜外援，又必严以驭脾，使太阴之权有独伸而不假敌饩④。我实彼虚，我坚彼瑕，批瑕捣虚，迅不掩耳，不崇朝而扫清秽浊，乃广服大药，以安和五脏，培养肺气。肺金之气一清，则周身之气，翕然从之下降，前此上升浊邪，允绝其源，百年之间，常保清明在躬矣。此盖行所当然，不

---

① 刬（chǎn）：削去，铲平。《齐民要求》曰："以刬地除草。"

② 夥：多。亦通"伙"。《说文解字》曰："齐谓多为夥。"

③ 凭城凭社：比喻仗势作恶。

④ 不假敌饩（xì）：假，借。饩，赠送谷物、饲料或牲口。

得不然之法，夫岂涂饰听闻之赘词耶！君艺敦请专治，果获全瘳，益见仆言非谬矣！

胡卤臣先生曰：岐黄论道以后，从不见有此精细快彻之谈，应是医门灵宝。又曰：君艺童年锢疾，非所易瘳，今疾愈而且得子矣，先议后药，功不伟耶！

论吴吉长乃室及王氏妇误药之治验

吉长乃室，新秋病洒淅恶寒，寒已发热，渐生咳嗽，然病未甚也，服表散药不愈，体日瘦羸。延至初冬，饮以参、术补剂，转觉厌厌欲绝，食饮不思，有咳无声，泻利不止，危在旦暮。医者议以人参五钱，附子三钱，加入姜、桂、白术之属，作一剂服，以止泻补虚，而收背水之捷。吉长彷徨无措，延仆诊毕，未及交语，前医自外毱至，见仆在坐，即令疏方。仆飘然而出，盖以渠见既讹，难与语至理耳。

吉长辞去前医，坚请用药。仆因谓曰：是病总由误药所致。始先皮毛间洒淅恶寒发热，肺金为时令之燥所伤也，用表散已为非法。至用参术补之，则肺气闭锢，而咳嗽之声不扬，胸腹饱胀，不思饮食，肺中之热无处可宣，急奔大肠，食入则不待运化而直出。食不入，则肠中之垢污，亦随气奔而出，是以泻利无休也。今以润肺之药兼润其肠，则源流俱清，寒热、咳嗽、泄泻一齐俱止矣。但取药四剂，服之必安，不足虑也。方用黄芩、地骨皮、甘草、杏仁、阿胶。初进一剂，泻即少止，四剂毕，而寒热俱除，再数剂而咳嗽俱痊愈矣。设当日与时辈商之，彼方执参、附为是，能从我乎！

94

又乡中王氏妇，秋月亦病寒热，服参、术后，亦厌厌一息，但无咳嗽。十余日不进粒米，亦无大便，时时晕去，不省人事。其夫来寓中，详述其症，求发补剂归服。余以大黄、芒硝、石膏、甘草四味，为粗末与之。彼不能辨，归而煎服。其妻云：此药甚咸。夫喜曰：咸果补药。遂将二剂连服，顷之腹中努痛，下结粪数块，绝而复苏，进粥二盏，前病已如失矣。乡人致谢忱①始知之，凡此素有定见于中，故不为临歧所炫也，姑存是案，为治病者广其识焉！

胡卣臣先生曰：毫厘有差，千里悬绝。案中治法，似乎与症相反，究竟不爽，大难大难！

辨鼎翁公祖颐养天和宜用之药

旧宪治公祖江鼎寰先生，望七之龄，精神健旺，脉气坚实，声音洪亮，晋接不厌其繁，纷丝尚能兼理，不羡洛社耆英，行见熙朝元老矣。偶有胸膈弗爽，肺气不清，鼻多浊涕小恙。召诊日兼患齿痛，谨馈以天冬、熟地、石枣②、丹皮、枸杞、五味等，收摄肾气药四剂，入桂些少为引经。服之齿痛顿止，鼻气亦清，第因喉中作干，未肯多服。

门下医者素逢主，见治标热，不治本虚。特为辨曰：祖翁所禀先天阳气甚厚，冬月尚仍早兴晚寝，饮蔗啖梨，是以服药多喜清畏补。然补有阴阳之不同，阳气虽旺于

---

① 谢忱：诚挚的感谢。忱：真诚，诚恳。

② 石枣：《陕西中草药》曰："味甘辛，凉。主治：祛风除湿，消肿止痛，凉血活血。"

上，阴气未必旺于下，髭鬓则黑，步履则迟，其一征也；运臂则轻，举腰则重，其一征也；阳道易兴，精液难固，其一征也；胃能多受，肠弗久留，其一征也。下本不虚，下之精华，暗输于上，是以虚也；上本不实，清阳之分，为阴所凑，似乎实也。故阴凑于上而开窍于目，则为泪；开窍于鼻，则为涕；开窍于口，则为涎、为唾。经云：五十始衰。谓阴气至是始衰也。阴气衰，故不能自主而从阳上行，其屑越者，皆身中之至宝。向非收摄归元，将何底极？是以事亲养老诸方，皆以温补下元为务，诚有见于老少不同。治少年人惟恐有火，高年人惟恐无火，无火则运化艰而易衰，有火则精神健而难老。是火者老人性命之根，未可以水轻折也。

昔贤治喉干，谓八味丸为圣药，譬之釜底加薪，则釜中津气上腾，理则然矣。可见下虚者，不但真阴虚，究竟真阳亦虚，何也？阳气以潜藏为贵，潜则弗亢，潜则可久，《易》道也。盏中加油则灯愈明，炉中覆灰则火不熄。与其孤阳上浮为热，曷若一并收归于下，则鼻中之浊涕不作，口中之清液常生，虽日进桂、附，尚不觉其为热，矧[1]清利润下之济，而反致疑乎！是为辨。

胡卣臣先生曰：吾乡诸老，享有遐龄者最多，鼎寰廉访年来绝欲忘机，怡情悦性，大药不藉草木之偏，上寿更无涯涘可测。此案第藉为高年立法，理自不诬。

论张受先先生漏证善后之宜

旧邻治父母张受先先生，久患穿肠痔漏，气血大为

---

① 矧（shěn）：何况，况且。

所耗，有荐以吾乡黄先生善敷割者，先生神其术，一切内治之药，并取决焉。不肖昌雅重先生文章道德之身，居瀛海时，曾令门下往候脉息，私商善后之策。大意谓先生久困漏卮，一旦平成，精气内荣，自可百年无患，然新造之躯，尚未坚固，则有浸淫之虞。脏气久虚，肠蓄易澼，则有转注之虞。清气久陷，既服甘温升举矣。然漏下已多，阴血暗耗，恐毗于阳。水谷易混，既用养脏厚肠矣，然润剂过多，脾气易溜，恐毗于阴。且漏孔原通精孔，精稍溢出，势必旁渗。则豢精当如豢虎，厚味最足濡脾，味稍不节，势必走泄，则生阴无取伤阴。

盖人身脾气，每喜燥而恶湿。先生漏孔已完，败浊下行者，无路可出，必转渗于脾，湿固倍之。是宜补脾之阳，勿伤脾之阴，以复健运之常，而收和平之益云云。及至娄中，应召往诊，指下轻取鼓动有力，重按若觉微细，是阳未见不足，阴则大伤矣。先生每进补阴之药，则夜卧甚宁，肠澼亦稀。以故疡医妄引槐角、地榆，治肠风下血之法治之，亦不觉其误。

其实漏病乃精窍之病。盖构精时，气留则精止，气动则精泄。大凡强力入房者，气每冲激而出，故精随之横决四射，不尽由孔道而注，精溢于精管之外，久久渐成漏管。今漏管虽去，而肉中之空隙则存，填窍补隧，非此等药力所能胜也。不肖姑不言其非，但于其方中去槐角、地榆等，而加鹿角霜一味，所谓惟有斑龙顶上珠，能补玉堂关下缺者是也。况群阴之药，最能润下，不有以砥之，则肠中之水，更澼聚可虞耶！然此特微露一斑耳！疡医不解，已阻为不可用。

因思吾乡一治漏者，溃管生肌外，更有二神方，先以丸药半斤，服之令人阳道骤痿，俟管中肉满，管外致密，后以丸药半斤服之，令人阳道复兴。虽宜于少，未必宜于老，然用意亦大奇矣！不肖才欲填补窍隧，而黄生阻之，岂未闻此人此法乎？

胡卣臣先生曰：漏管果通精窍，敷治易而填补难。案中所说，确乎有见。

详胡太封翁疝证治法并及运会之理剿寇之事

养翀太老先生，精神内守，百凡悉处谦退，年登古稀，面貌若童子。盖得于天全，而不受人损也。从来但苦脾气不旺，食饮厚自搏节。迩年少腹有疝，形如鸡卵，数发以后，其形渐大而长，从少腹坠入睾囊甚易，返位甚难，下体稍受微寒则发，发时必俟块中冷气渐转暖热，始得软溜而缩入，不然则鼓张于隘口不能入也。

近来其块益大，发时如卧酒瓶于胯上，半在少腹，半在睾囊，其势坚紧如石，其气迸入前后腰脐各道筋中，同时俱胀。由是上攻入胃，大呕大吐；由是上攻巅顶，战栗畏寒，安危止关呼吸。去冬偶见暴发光景，知为地气上攻，亟以大剂参、附、姜、桂投之，一剂而愈，已后但遇举发，悉用桂、附速效。今五月末旬，值昌他往，其证连日为累，服十全大补汤二十余剂，其效甚迟，然疑证重，不疑药轻也。值年家俞老先生督饷浙中，遥议此证，亦谓十全大补用到百剂自效，乃决意服。

至仲秋，其证复发。发时昌仍用姜、桂、参、附投之，令郎谏议卣翁老先生，两疑而莫所从也，昌请深言其理焉。夫人阳不足则用四君，阴不足则用四物，阴阳两不足，则合四君、四物，而加味为十全大补，此中正和平之道也。若夫浊阴之气，结聚少腹，而成有形，则阴盛极矣。安得以阴虚之法治之，助邪而滋疾乎！何以言之？妇女有娠者之病伤寒，不得已而用麻、桂、硝、黄等伤胎之药，但加入四物，则厉药即不能入胞而伤胎，岂欲除块中之邪，反可用四物护之乎？此一征也。凡生癥瘕痞块者，驯至身羸血枯，百计除之不减，一用四物，则其势立增。夫四物不能生血活血，而徒以增患，此又一征也。人身之血脉，全赖饮食为充长，四物之滞脾，原非男子所贵，既以浊阴极盛，时至横引阴筋，直冲阳络，则地气之上凌者，大有可虑，何得以半阴半阳之药，蔓而图之？四物之不当用，无疑矣。即四君亦元老之官，不可以理繁治剧，必加以姜、桂、附子之猛，始克胜病，何也？阴邪为害，不发则已，其发必暴。

试观天气下降则清明，地气上升则晦塞，而人身大略可睹。然人但见地气之静，而未见地气之动也，方书但言阴气之衰，而未言阴邪之盛也。医者每遇直中阴经之病，尚不知所措手，况杂证乎！请纵谈天地之道以明之。天地之道，《元会运世》^① 一书，论之精矣。至于戌亥所以混茫之理，则置之不讲，以为其时天与地混而为一，无可讲耳，殊不知天不混于地，而地则混于天也。盖地气小动，尚有山崩川沸，陵迁谷变之应，况于地气大动，其雷炮迅击之威，百千万亿，遍震虚空，横冲逆撞，以上加于天，宁不至混天为一耶！必至子而天开，

---

① 元会运世：出自北宋理学家邵雍所著《皇极经世书》。是推演宇宙、历史的一个学说。

地气稍下，而高复之体始露也，必至丑而地辟，地气始返于地，而太空之体始廓也。其时人物尚不能生者，则以地气自天而下，未至净尽，其青黄红紫赤白碧之九气而外，更有诸多悍疾之气，从空注下者。动辄绵亘千百丈，如木石之直坠，如箭弩之横流，人物非不萌生其中，但为诸多暴气所摧残，而不能长育耳。必至寅，而驳劣之气悉返冲和，然后人物得遂其生，以渐趋于繁衍耳。阴气之惨酷暴烈，一至于此，千古无人论及，何从知之耶！《大藏经》中，佛说世界成毁至详，而无此等论说者，盖已包括于地水火风之内，不必更言也。夫地水火风，有一而非阴邪也哉！群阴之邪，酿成劫运，昌之所谓地气之混于天者，非臆说矣，堪舆家尚知趋天干之吉，而避地支之凶，奈何医之为道，遇地气上奔之证，曾不思避其凶祸耶！

汉代张仲景，特著《卒病论》十六卷，禄山兵火以后，遂湮没不传，后人无由获见。昌因悟明地气混天之理，凡见阴邪上冲，孤阳扰乱之证，陡进纯阳之药，急驱阴气，呱呱有声，从大孔而出，以辟乾坤而揭日月，功效亦既彰彰。如太翁之证，屡用姜、附奏绩者，毋谓一时之权宜，实乃万世经常之法也。但悍烈之性，似非居恒所宜服，即举发时服之，未免有口干舌苦之过，其不敢轻用者，孰不知之？而不知不得不用也。即如兵者毒天下之物，而善用之则民从，不善用之则民叛。今讨寇之师，监而又监，制而又制，强悍之气，化为软愞，不得不与寇为和同，至于所过之地，抢劫一空，荆棘生而凶年兆，尽驱良民而为寇矣。庙堂之上，罢兵不能，用兵无策，大略类然。昌请与医药之法，互相筹酌。

夫坚块远在少腹，漫无平期，而毒药从喉入胃，从胃入肠，始得下究，旧病未除，新病必起矣。于此而用治法，先以姜、附、肉桂为小丸，曝令干坚，然后以参、术厚为外廓。俾喉胃间知有参、术，不知有姜、桂、附子，递送达于积块之所，猛烈始露，庶几坚者削，而窠囊可尽空也。今监督之旄，充满行间，壮士金钱饱他人腹，性命悬他人手，其不能辨寇，固也，而其大病，在以兵护监督，不以监督护兵，所以迄无成功耳。诚令我兵四面与寇相当，而令监督于附近贼界，坚壁清野，与土著之民，习且耕且战之法，以厚为我兵之外廓，则不至于絷骐骥而缚孟贲①，我兵可以贾勇而前，或击其首尾，或捣其中坚，或昼息夜奋，以乱其乌合，而廓清之功自致矣。况有监督以护之于外，诸凡外入之兵，不敢越伍而哗，庶几民不化为寇，而寇可返为民耶。山泽之癯，何知当世！然聊举医法之一端，若有可通者，因并及之。

卣臣先生问曰：外廓一说，于理甚长，何以古法不见用耶？答曰：古法用此者颇多，如用朱砂为衣者，取义南方赤色，入通于心，可以护送诸药而达于心也。如用青黛为衣者，取义东方青色，入通于肝，可以护送诸药而达于肝也。至于攻治恶疮之药，包入葱叶之中，更嚼葱厚罨②而吞入，取其不伤喉膈，而直达疮所也。即煎剂亦有此法，如用大剂附、桂药煎好，再投生黄连二三分，一滚即取起，俟冷服之，则熟者内行下行，而生者

① 絷骐骥而缚孟贲：絷，用绳索绊住马足。骐骥，骏马。孟贲，战国时期的一位勇士。

② 罨（yǎn）：掩盖，覆盖。

101

上行外行，岂非外廓之意耶！仲景治阴证伤寒，用整两附子煎熟，而入生猪胆汁几滴和之，可见圣神用药，悉有法度也。卤臣先生曰善。

胡卤臣先生曰：家大人德全道备，生平无病，年六十，以冬月触寒，乃有疟疾，今更十年。每当病发，呕吐畏寒，发后即康好如旧，今遇嘉言救济，病且渐除，日安一日，家大人乐未央，皆先生赐矣！

详辨谏议胡老先生痰饮小恙并答明问

卤翁老先生，脉盛体坚，神采百倍，从无病邪敢犯，但每早浴面，必呕痰水几口，胸前惯自摩揉，乳下宗气，其动应衣。若夜睡宁，水道清，则胸中爽然，其候似病非病，遍考方书，广询明医，不得其解。昌谓是痰饮结于胸膈，小有窠囊，缘其气之壮盛，随聚随呕，是以痰饮不致为害，而膻中之气，则因呕而伤矣。

夫膻中者，与上焦同位胸膈，经云：上焦如雾。言其气之氤氲如雾也。又曰：膻中者臣使之官。言其能分布胸中之气而下传也。今以呕之故，而数动其气，则氤氲变为急迫上奔，然稍定则仍下布，亦不为害也。大率痰为标，气为本，治标易，而治本则难矣！非治本之难，以往哲从未言其治法，而后人不知所治耳。昌试论之，治气之源有三：一曰肺气，肺气清，则周身之气肃然下行，先生之肺气则素清也；一曰胃气，胃气和，则胸中之气亦易下行，先生之胃气则素和也；一曰膀胱之气，膀胱之气旺，则能吸引胸中之气下行，先生青年善养，膀胱之气则素旺也。其膻中之气，乱而即治，扰而即恬者，赖此三气暗为输运，是以不觉其累，即谓之无病也可。若三气反干胸膈之人，其为紧为胀，可胜道哉！故未形之病，可以不言，而屡动之气，不可不亟反于氤氲。先生但觉为痰饮所苦，昼日常鼓呼吸之气，触出胸膈之痰，而未知痰不可出，徒伤气也。盖夜卧则痰聚于胃，晨起自能呕出，日间胃之津液，四达脏腑，即激之出不出耳。然而痰消则气自顺，是必以治痰为急，而体盛痰不易除，又必以健脾为先。脾健则新痰不生，其宿痰之在窠囊者，渐渍于胃，而上下分消，于是无痰则不呕，不呕则气不乱，气不乱则自返于氤氲矣。

虽然，尚有一吃紧关头，当并讲也。人身胸中，空旷如太虚，地气上则为云，必天气降而为雨，地气始收藏不动，诚会上焦如雾，中焦如沤，下焦如渎之意。则知云行雨施，而后沟渎皆盈，水道通决，乾坤有一番新景象矣。此义首重在膀胱一经。经云：膀胱者，州都之官，津液藏焉，气化则能出矣。如人之饮酒无算而不醉者，皆从膀胱之气化而出也。盖膻中位于膈内，膀胱位于腹内，膀胱之气化，则空洞善容，而膻中之气得以下运。若膀胱不化，则腹已先胀，膻中之气，安能下达耶！然欲膀胱之气化，其权尤在于保肾，肾以膀胱为府者也。肾气动，必先注于膀胱，屡动不已，膀胱满胀，势必逆奔于胸膈，其窒塞之状，不可名言。肾气不动，则收藏愈固，膀胱得以清静无为，而膻中之气，注之不盈矣。膻中之气，下走既捷，则不为牵引所乱，而胸中旷若太空。昌更曰：气顺则痰不留。即不治痰而痰自运矣，谨论。

胡卣臣先生问曰：痰在膈中，去喉不远，每早必痛呕始出者何耶？

曰：道不同也。胸膈之间，重重膈膜遮蔽，浑无空隙，痰从何出？所出者胃中之痰耳！

曰：然则膈中之痰不出耶？

曰：安得不出？但出之曲耳！盖膻中之气，四布于十二经，布于手足六阳经，则其气从喉吻而上出；布于手足六阴经，则其气从前后二阴而下出。然从下出者无碍，从上出者，亦必先下注阳明，始得上越，是以难也。

曰：若是则所论膀胱气化一段，渊乎微矣！但吸引之机权，从不见于经典，岂有所自乎？

曰：《内经》有巨阳引精之义，缘无注解，人不能会。巨阳者，太阳膀胱经也，谓膀胱能吸引胸中之气下行，而胸中之胀自消，此足证也。

曰：胸中窠囊之说，确然无疑，但不知始于何因，结于何处，消于何时也？

曰：人身之气，经盛则注于络，络盛则注于经，窠囊之来，始于痰聚胃口，呕时数动胃气，胃气动则半从上出于喉，半从内入于络，胃之络贯膈者也。其气奔入之急，则冲透膈膜，而痰得以居之。痰入既久，则阻碍气道，而气之奔入者，复结一囊，如蜂子之营穴，日增一日，故治之甚难。必先去胃中之痰，而不呕不触，俾胃经之气，不急奔于络，转虚其胃，以听络中之气，返还于胃。逐渐以药开导其囊，而涤去其痰，则自愈矣。此昌独得之见，屡试之法也。

曰：所言身内病情消息，如宝鉴列眉，令人钦服。生平读医书，于五脏位置，不能无疑，请并明之。人身戴九履一，左三右七，五居中宫，则心南肾北肝东肺西，乃定位也。乃肾不居正北，而分隶东北西北者何耶？

曰：肾有两，故分隶两傍，而虚其在中之位以为用，所谓两肾中间一点明，正北方水中之真火，而为藏精宅神之本，其体虽分左右，而用实在中，故心肾交媾之所，各该三寸六分。设从两肾歧行而上，其去中黄①，不太远乎！凡内观五脏，当观其用也。

曰：肺为一身之华盖，如莲花舒叶于心之上，位正乎中，何以定其位于西南耶？诚如两肾之例，则西南可位，岂东南独不可位乎！

曰：肺居心上，其募不与左连，但从右达，其用亦在西也。

曰：其不与左连者何也？

曰：地不满东南，其位常空隙不用，设肺募得与左连，地无缺陷矣。

曰：然则天不满西北，何以右肾居之耶？

曰：两肾之用在中，此不过其空位耳。惟右肾为空位，故与三焦之有名无形者相配，而三焦则决渎之官，水道由之而出，正以天不满西北也。

曰：然则脾胃居右，其用亦在右耶？

曰：胃居中，脾居右，胃中所容之水谷，全赖脾以运行，而注其气以输周身，其用即在中也。其用在中，故西方可容肺脾二脏，若脾之用在右，则置肺之用于何所乎？

曰：然则肝之用何在耶？

曰：肝木居于正东，东南为地之空位，其气既无主，

———————

① 中黄：此处泛指腹中。

东北为左肾之本位，其用又不存，故肝之气得以彻上彻下，全运于东方，其为用也大矣。

曰：然则心之用何在耶？

曰：心之外有包络，包络之外曰膻中。心者君主之官，膻中者臣使之官，是膻中为心之用也。

曰：心之神明，其用何在耶？

曰：神明之用，无方无体，难言也。《道经》云：太玄无边际，妙哉！《大洞经》曰太玄，曰无边际，曰妙哉，形容殆尽矣！禅机云：赤肉团上，有一无位真人，旨哉斯言！惟无位乃称真人，设有位则仍为赤肉团矣。欲窥其倪，惟在感而遂通之界。

先生曰：吾浅言之，人能常存敬畏，便可识神明之所起。

曰：此尧兢舜业，而为允执者也。昌多言反晦，先生一言逗出，诚为布鼓过雷门矣，因并记之。

胡卣臣先生曰：每与嘉言接谈，如见刘颖川兄弟，使人神思清发。或体气偶有未佳，则陈琳一檄，枚氏《七发》，少陵五言诗，辋川几重图，无不备矣！观此论至明至正，至精至微，媿[①]无马迁笔，为作仓公传也！

论顾鸣仲痞块瘤疾根源及治法

顾鸣仲有腹疾近三十年，朝宽暮急，每一大发，腹胀十余日方减。食湿面及房劳，其应如响。腹左隐隐微高，鼓呼吸触之，汩汩有声，以痞块法治之，内攻外贴，

---

① 媿：通"愧"。

究莫能疗。余为悬内炤之鉴，先与明之，后乃治之。

　　人身五积六聚之证，心肝脾肺肾之邪，结于腹之上下左右，及当脐之中者，皆高如覆盂者也。胆、胃、大小肠、膀胱、命门之邪，各结于其本位，不甚形见者也。此证乃肾藏之阴气，聚于膀胱之阳经，有似于痞块耳，何以知之？肾有两窍，左肾之窍，从前通膀胱，右肾之窍，从后通命门。邪结于腹之左畔，即左肾与膀胱为之府也。六腑惟胆无输泻，其五腑受五脏浊气传入，不能久留，即为输泻者也。今肾邪传于膀胱，膀胱溺其输泻之职，旧邪未行，新邪踵至，势必以渐透入膜原，如革囊裹物者然。经曰：膀胱者州都之官，津液藏焉，气化则能出矣。然则肾气久聚不出，岂非膀胱之失其运化乎！夫人一团之腹，大小肠、膀胱俱居其中，而胞又居膀胱之中，惟其不久留输泻，是以宽乎若有余地。今肾之气，不自收摄，悉输膀胱，膀胱蓄而不泻，有同胆府之清净无为，其能理乎！宜其胀也，有与生俱焉者矣！经曰：肾病者善胀，尻以代踵，脊以代头。倘膀胱能司其输泻，何致若此之极耶！又曰：巨阳引精者三。曰太阳膀胱经，吸引精气者，其胀止于三日，此之为胀，且数十年之久，其吸引之权安在哉！治法补肾水而致充足，则精气深藏，而膀胱之胀自消，补膀胱而令气旺，则肾邪不蓄，而输化之机自裕。所以然者，以肾不补不能藏，膀胱不补不能泻，然补肾易而补膀胱则难，以本草诸药，多泻少补也。

　　经于膀胱之予不足者，断以死期，后人莫解其故。吾试揣之，岂非以膀胱愈不足则愈胀，胀极势必逆传于肾；肾胀极，势必逆传于小肠；小肠胀极，势必逆传于

脾，乃至通身之气，散漫而无统耶？医者于未传之先，
蚤见而预图之，能事殚矣！

胡卣臣先生曰：言腹中事，如张炬①而游洞天，愈深愈朗。

袁聚东痞块危症治验

袁聚东年二十岁，生痞块，卧床数月，无医不投，
日进化坚削痞之药，渐至枯瘁肉脱，面黧发卷，殆无生
理。买舟载往郡中就医，因虑不能生还而止，然尚医巫
日费，余至则家计已罄，姑请一诊，以决生死远近耳，
无他望也。

余诊时，先视其块，自少腹至脐傍，分为三岐，皆
坚硬如石，以手拊之，痛不可忍，其脉止两尺洪盛，余
微细。谓曰：是病由见块医块，不究其源而误治也。初
起时块必不坚，以峻猛之药攻，至真气内乱，转护邪气
为害，如人厮打，扭结一团，旁无解数，故进紧不放，
其实全是空气聚成，非如女子冲任血海之地，其月经凝
而不行，即成血块之比。观两尺脉洪盛，明明是少阴肾
经之气，传于膀胱，膀胱之气，本可传于前后二便而出，
误以破血之药，兼破其气，其气遂不能转运，而结为石
块。以手摩触则愈痛，情状大露，若是血块得手，则何
痛之有？此病本一剂可瘥，但数月误治，从上而下，无
病之地，亦先受伤，姑用补中药一剂，以通中下之气，
然后用大剂药，内收肾气，外散膀胱之气，以解其相厮
相结，约计三剂，可痊愈也。

---

① 张炬：张为动词，炬为火把。即举着火把之意。

于是先以理中汤，少加附子五分，服一剂，块已减十之三。再用桂、附药一大剂，腹中气响甚喧，顷之三块一时顿没，戚友共骇为神。再服一剂，果然痊愈。调摄月余，肌肉复生，面转明润，堆云之发，才剩数茎而已。

每遇天气阴寒，必用重裀厚被盖覆，不敢起身。余谓病根尚在，盖以肾气之收藏未固，膀胱之气化未旺，兼之年少新婚，倘犯房室，其块复作，仍为后日之累。更用补肾药，加入桂、附，而多用河车为丸，取其以胞补胞，而助膀胱之化源也。服之竟不畏寒，腰围亦大，而体加充盛，年余又得子，感前恩而思建祠肖像以报，以连值岁凶，姑尸祝于家庭焉，亦厚之道矣！

胡卣臣先生曰：辨证十分明彻，故未用药，先早知其效效矣！又早善其后，得心应手之妙，一一传之纸上，大有可观。

论杨季蘅风废之证并答门人四问

季蘅翁禀丰躯伟，望七之龄，神采不衰，近得半身不遂之证，已二年矣。病发左半，口往右喎，昏厥遗溺，初服参、术颇当，为黠医簧以左半属血，不宜补气之说，几致大坏。云间施笠泽以参、附疗之，稍得向安，然概从温补，未尽病情也。诊得脉体，软滑中时带劲疾，盖痰与风杂合之证，痰为主，风为标也。又热与寒杂合之证，热为主，寒为标也，平时手冷如冰，故痰动易至于厥。然厥已复苏，苏已呕去其痰，眠食自若，虽冬月亦能耐寒，无取重裀复絮，可知寒为外显之假寒，而热为内蕴之真热。既有内蕴之热，自蒸脾湿为痰，久久阻塞

109

窍隧，而卫气不周，外风易入，加以房帏不节，精气内虚，与风相召，是以杂合而成是证耳。

及今大理右半脾胃之气，以运出左半之热痰虚风，此其间有微细曲折，非只温补一端所能尽者，何也？治杂合之病，必须用杂合之药，而随时令以尽无穷之变，即如冬月严寒用事，身内之热，为外寒所束，不得从皮肤外泄，势必深入筋骨为害矣。故用姜、附以暂彻外寒，而内热反得宣泄。若时令之热，与内蕴之热相合，复助以姜、附，三热交煽，有灼筋腐肉而已。孰是用药之权衡，可以一端尽耶？或者曰：左半风废，而察脉辨证，指为兼痰兼热似矣。痰者脾湿所生，寄居右畔，是则先宜中右，而何以反中左耶？既已中左，明系左半受病，而何以反治右耶？不知此正病机之最要者，但为丹溪等方书说，病在左血多，病在右气多，教人如此认证，因而起后人之偏执。至《内经》则无此说也，《内经》但言左右者，阴阳之道路。夫左右既为阴阳往还之道路，何常可偏执哉！况左半虽血为主，非气以统之则不流；右半虽气为主，非血以丽①之则易散。故肝胆居左，其气常行于右，脾胃居右，其气常行于左，往来灌注，是以生生不息也。

肝木主风，脾湿为痰，风与痰之中人，原不分于左右。但翁恃其体之健，过损精血，是以八八天癸已尽之后，左半先亏，而右半饮食所生之痰，与皮毛所入之风，以渐积于空虚之府，而骤发始觉耳。风脉劲疾，痰脉软滑，惟劲疾故病则大筋短缩，即舌筋亦短而謇于言，小

---

① 丽：附着，依附。

110

筋驰长，故从左而㖞于右。从左㖞右，即可知左畔之小筋，弛而不张也。若小筋能张，则左㖞矣。

凡治一偏之病，法宜从阴引阳，从阳引阴，从左引右，从右引左。盖观树木之偏枯者，将溉其枯者乎？抑溉其未枯者使荣茂，而因以条畅其枯者乎？治法以参、术为君臣，以附子、干姜为佐使，寒月可恃无恐；以参、术为君臣，以羚羊角、柴胡、知母、石膏为佐使，而春夏秋三时，可无热病之累。然宜刺手足四末，以泄荣血而通气，恐热痰虚风，久而成疠也。

门人问曰：经文左右者，阴阳之道路。注解以运气之司天在泉，而有左间右间为训，遂令观者茫然。今先生贴以往还二字，与太极动而生阳，静而生阴，天地生成之数，春秋自然之运，适相符契矣。但不知往于何始，还于何终，可得闻乎？答曰：微哉问也！天地之道，春气始于左，而终于右；秋气始于右，而终于左；夏气始于上，而终于下；冬气始于下，而终于上，人身亦然。经云：欲知其始，先建其母。母者五脏相乘之母也。又曰：五脏以生克而互乘，如右之肺金，往左而生肾水克肝木；左之心火，往右而生脾土克肺金之类，其往还交织无端。然始于金者，生则终于土，克则终于火；始于火者，生则终于木，克则终于水。此则交织中之次第也。推之十二经，始子时注少阳胆，丑时注厥阴肝之类，亦交织中之次第也。诚建其母推其类，而始终大略睹矣！

又问曰：病机之左右上下，其往还亦有次第乎？答曰：病机往还之次第，不过顺传、逆传两端。顺传者传其所生，乃天地自然之运，如春传夏，夏传长夏，长夏传秋，秋传冬，冬复传春，原不为病，既病亦轻。逆传者，传其所克，病轻者重，重者死矣！如春传长夏，长夏传冬，冬传夏，夏传秋，秋传春，非天地自然之运，故为病也。曰：经言间传者生，七传者死，则间传为顺传，七传为逆传无疑。曰：非也。注《难经》者，言间传是顺行，隔一位而传。误认病机但从右旋左，不从左旋右，皆由不知左右往还之理，而以讹传讹。

试诘以肾水间一位传心火，为逆传之贼邪，则无可置喙矣。故间传、七传，俱于逆传中分生死耳。间传者，心病当逆传肺，乃不传肺，而传肺所逆传之肝；肺病当逆传肝，乃不传肝，而传肝所逆传之脾。推之肝病脾病肾病皆然，此则藏府不受克贼，故可生也。七传者前六传已逆周五脏，第七传重复逆行，如心脏初受病，二传于肺则肺脏伤，三传于肝则肝脏伤，四传脾，五传肾，六传仍归于心，至七传再入于肺，则肺已先伤，重受贼邪，气绝不支矣！所谓一脏不两伤，是以死也。不比伤寒传经之邪，经尽再传，反无害也。《针经》云：善针者以左治右，以右治左。夫人身之穴，左右同也，乃必互换为治，推之上下，莫不皆然，于往还之机，益明矣！

又问曰：半身不遂之病，原有左右之分，岂左右分属之后，病遂一往不返乎？而治之迄无成效者，何也？答曰：风与痰之中人，各随所造，初无定体。病成之后，亦非一往不返也。盖有往有复者，天运人事病机，无不皆然。如风者四时八方之气，从鼻而入，乃天之气也；痰者五谷百物之味，从口而入，脾胃之湿所结，乃地之气也。势本相辽，亦尝相兼，全似内伤之与外感，每夹杂而易炫，故风胜者先治其风，痰胜者先治其痰，相等则治风兼治痰，此定法也。《内经》云：风之中人也，先从皮毛而入，次传肌肉，次传筋，次传骨髓。故善治者，先治皮毛，其次治肌肉，由此观之，乃从右而渐入于左也。

皮毛者右肺主之；肌肉者右胃主之；筋脉者左肝主之；骨髓者左肾主之。从外入者转入转深，故治皮毛、治肌肉，不使其深入也。又曰：湿之中人也，先从足始，此则自下而之上，无分于左右者也。但内风素胜之人，偏与外风相召；内湿素胜之人，偏与外湿相召。内风之人，大块之噫气未动，而身先伤；内湿之人，室中之础礩①未润，而体已先重。是以治病必从其类也，从外入者，以渐而驱之于外，从下上者，以渐而驱之于下，若任其一往不返，安贵其为治乎！

又问曰：从外入者，驱而之外；从下上者，驱而之下，骤闻令人爽然，不识古法亦有合欤？答曰：此正古人已试之法，但未挈出，则不知作者之意耳。如治风用大小续命汤，方中桂、附、苓、术、麻、防等药，表里庞杂，令人见为难用，不知用附、桂者，驱在里之邪也，用苓、术者，驱在中之邪也，而用麻、防等表药独多者，正欲使内邪从外而出也。至于病久体虚，风入已深，又有一气微汗之法，一旬微利之法，平调半月十日，又微微驱散，古人原有规则也。至于治痰之规则，不见于方书，如在上者，用瓜蒂散、栀豉汤等方，在左者用龙荟丸，在右者用滚痰丸，以及虚人用竹沥达痰丸，沉寒锢冷用三建汤之类，全无奥义，岂得心应手之妙，未可传

---

① 础礩：即柱础。是古建筑中承受尾柱压力的基石。柱础又称礩盘，或称柱础石。

之纸上耶！吾今为子辈传之。

盖五味入口，而藏于胃，胃为水谷之海，五脏六腑之总司。人之食饮太过，而结为痰涎者，每随脾之健运，而渗灌于经隧，其间往返之机，如海潮然。脾气行则潮去，脾气止则潮回，所以治沉锢之法，但取辛热，微动寒凝，已后止而不用，恐痰得热而妄行，为害不浅也。不但痰得热而妄行，即脾得热而亦过动不息，如潮之有去无回。其痰病之决裂，可胜道哉！从来服峻补之药者，深夜亦欲得食，人皆不知其故，反以能食为庆，曾不思爱惜脾气，令其昼运夜息，乃可有常。况人身之痰，既由胃以流于经隧，则经隧之痰，亦必返之于胃，然后可从口而上越，从肠而下达。此惟脾气静息之时，其痰可返。故凡有痰症者，早食午食而外，但宜休养，脾气不动，使经隧之痰，得以返之于胃，而从胃之气上下，不从脾之气四迄，乃为善也。试观人痰病轻者，夜间安卧，次早即能呕出泄出，痰病重者，昏迷复醒，反能呕出泄出者，岂非未曾得食，脾气静息，而予痰以出路耶？世之喜用热药峻攻者，能知此乎？噫！天下之服辛热，而转能夜食者多矣！肯因俚言而三思否？

胡卣臣先生曰：知之深，故言之详，然皆根据《内经》，而非创说，又自有神悟，而非袭说。予向者极叹服王宇泰、缪仲醇，直是齐人知管晏耳。

治叶茂卿小男奇证效验并详诲门人

叶茂卿乃郎，出痘未大成浆，其壳甚薄，两月后尚有着肉不脱者。一夕腹痛，大叫而绝，余取梨汁入温汤灌之，少苏，顷腹痛绝，灌之复苏，遂以黄芩二两煎汤，和梨汁与服，痛止。令制膏子药频服，不听。其后忽肚大无伦，一夕痛叫，小肠突出脐外五寸，交纽各二寸半，如竹节壶顶状，茎物绞摺长八九寸，明亮如灯笼，外症从来不经闻见。

余以知之素审，仍为治之，以黄芩、阿胶二味，日进十余剂，三日后始得小水，五日后水道清利，脐收肿缩而愈。门人骇而问曰：此等治法，顽钝一毫莫解，乞明示用药大意。

答曰：夫人一身之气，全关于肺，肺清则气行，肺浊则气壅。肺主皮毛，痘不成浆，肺热而津不行也。壳着于肉，名曰甲错，甲错者多生肺痈，痈者壅也，岂非肺气壅而然与？腹痛叫绝者，壅之甚也，壅甚则并水道亦闭，是以其气横行于脐中，而小肠且为突出。至于外肾弛长，尤其剩事矣！吾用黄芩、阿胶清肺之热，润肺之燥，治其源也。气行而壅自通，源清斯流清矣。缘病已极中之极，惟单味多用，可以下行取效，故立方甚平，而奏功甚捷耳。试以格物之学，为子广之。凡禽畜之类，有肺者有尿，无肺者无尿，故水道不利而成肿满，以清肺为急。此义前人阐发不到，后之以五苓、五皮、八正等方治水者，总之未悟此旨。至于车水放塘，种种劫夺膀胱之剂，则杀人之事矣。可不辨之于蚤欤！

赵我完孝廉次郎，秋月肺气不能下行，两足肿溃，而小水全无，脐中之痛，不可名状。以手揉左，则痛攻于右，揉右则痛攻于左，当脐揉熨，则满脐俱痛，叫喊不绝。利水之药，服数十剂不效，用敷脐法，及单服琥珀末至两许，亦不效。昌见时弥留已极，无可救药矣，伤哉！

议沈若兹乃郎肠澼危证并治验

沈若兹乃郎，因痘后食物不节，病泻，泻久脾虚，病疟，遂尔腹痛胀大。三年来服消导药无算，腹胀及泻利总不愈。去岁迎医，服参苓白术稍效，医去仍复如故。病本腹胀，更兼肠澼。

肠澼者，大肠之气，空洞易走，胃中传下之物，总不停留，澼出无度，腥水不臭，十中五死五生之症也。今则病势转深，又加四逆矣：暮热朝凉，一逆也；大渴引汤救急，二逆也；气喘不能仰睡，三逆也；多汗烦躁不宁，四逆也。无病人腹中之气，运转收摄，是以身体轻快，大便省约。今为久泻，遂至气散不收，腹之胀，肠之鸣，便出之不自知，皆此故也。气既散而不收，又服行气利水之药，不愈增其散乎！无病人身中营卫，两无偏胜，故阳胜则发热，阴胜则恶寒。病疟之时，寒热交作，犹是阴阳互战，迨泻久亡阴，整夜发热。一线之阴，为阳所乘，求其相战，不可得矣！内水亏竭，燎原之火自焚，不得不引外水以济急。然有形之水，不足以制无形之火，徒增胀泻，而重伤其阴气耳！医不清其源，以香燥之药，助火劫阴，如官桂、肉豆蔻等类，用之误矣。

夫男子气海在于脐下，乃元气之舍，性命之根也。

116

久泻则真气亦散，势必上干清道，而不下行，鼻中齁齁有声，不能仰卧，是其征也。夫此已散之气，必不能复归其处，但冀未散之气，不致尽散则可耳。屡服木香、槟榔、苏子、腹皮、厚朴等降气之药，尤误之误矣。至于汗出烦躁，则阴气虚尽，孤阳亦不能久留之兆也。总如岁运，有温热无寒凉，有生长无收藏，人物能免夭札疵疠乎？于此而图旋转之功，亦难之难矣！若兹见案，转托戚友，强恳用药，因以清燥润肺为主，阿胶、地黄、门冬等类同蜜熬膏三斤，渠男三年为药所苦，得此甘味，称为糖也，日争十余次服之，半月药尽，遂至大效，身凉气平，不渴、不烦、不泻，诸症俱退。另制理脾药末善后，痊愈。

胡卣臣先生曰：久泻而用润药，与症相反，而究竟相宜。议病时先辟三种治法之误，已隐隐见大意矣，与吴吉长乃室治验，参看自明。

辨治杨季登二女奇症奇验

杨季登二女，俱及笄将字①。长女病经闭年余，发热食少，肌削多汗，而成痨怯。医见汗多，误为虚也，投以参、术，其血愈锢。余诊时见汗出如蒸笼气水，谓曰此症可疗处，全在有汗。盖经血内闭，止有从皮毛间透出一路，以汗亦血也，设无汗而血不流，则皮毛干枯而死矣。宜用极苦之药，以敛其血入内，而下通于冲脉，

---

① 及笄（jī）将字：笄，古代用来插住挽起头发的簪子。及笄，特指女子十五岁可以盘发插笄的年龄，即成年。将字，指女子即将出嫁。

则热退经行，而汗自止，非补药所能效也。

于是以龙荟丸日进三次，月余忽觉经血略至，汗热稍轻，姑减前丸，只日进一次。又一月，经血大至，淋漓五日，而诸病全瘳矣。

第二女亦病多汗，食减肌削，诊时手间筋掣肉颤，身倦气怯。余曰：此大惊大虚之候，宜从温补者也。遂于补剂中多加茯神、枣仁，投十余剂，全不对病。余为徘徊治法，因自讦①曰：非外感也，非内伤也，非杂症也。虚汗振掉不宁，能受补药，而病无增减，且闺中处子，素无家难，其神情浑似丧败之余，此曷故耶？忽而悟曰：此必邪祟之病也，何为其父不言，甚有可疑。往诊问其面色，曰：时赤时黄。余曰：此症确有邪祟，附入脏腑，吾有神药可以驱之。季登才曰：此女每晚睡去，口流白沫，战栗而绝，以姜汤灌至良久方苏，挑灯侍寝防之，亦不能止。因见所用安神药甚当，兼恐婿家传闻，故不敢明告也。余曰：何不尽言？吾一剂可愈。乃以犀角、羚羊角、龙齿、虎威骨、牡蛎粉、鹿角霜、人参、黄芪等药合末，令以羊肉半斤，煎取浓汁三盏，尽调其末。一次服之，果得安寝，竟不再发。相传以为神异。

余盖以祟附于身，与人之神气交持，亦逼处不安，无隙可出，故用诸多灵物之遗形，引以羊肉之膻，俾邪祟转附骨角，移从大便而出，仿上古遗精变气祝由遗事，充其义耳。吾乡熊仲纾先生幼男去疾，髫龄患一奇症，食饮如常，但脉细神呆，气夺色夭。仲翁曰：此何病也？

---

① 自讦（jié）：讦，指揭发别人的隐私或攻击别人的短处。自讦，此处指自我反思。

118

余曰：病名淹滌，《左传》所谓近女室晦，即是此病。彼因近女，又遭室晦，故不可为。令郎受室晦之邪，而未近女，是可为也。即前方少加牛黄丸，服旬日而安，今壬午去疾已举孝廉矣。

胡卣臣先生曰：辨证用药，通于神明，究莫测其涯矣！

直叙顾提明二郎三郎布痘为宵小所误

顾提明公郎种痘，即请往看，其痘苗淡红磊落，中含水色，明润可爱，且颗粒稀疏，如晨星之丽天。门下医者，先已夸为状元痘，昌未知也。踌躇良久，明告曰：此痘热尚未退，头重颈软，神躁心烦，便泄青白，全是一团时气外感，兼带内虚，若用痘门通套药，必危之道也。

提明毫不动念。适值二尹请同挨户查赈饥民，出街亲董其事，余忙造其契戚家谓曰：我观提明公郎在家布痘，而精神全用于赈饥，虽仁人长者之事，然此等处，他人可代，乃自任不辞，明明言之，绝不回顾，此必有医者夸美献谀，而信之笃耳。不然岂有倒行逆施之理哉！此痘必得一二剂药，先退其外感，则痘不治自痊。若迟二三日，缓无及矣，相烦速往朝阳门内外追寻，直述鄙意。其戚闻言即往，余亦回寓修书投之，其辞激切，不避嫌疑。

傍晚一仆携回书至，掷于几上，忿忿而去。余以为提明之见责也，折视，则云尊翁大人，必欲得方，始肯服药。余即定一方，并详论方中大意，令僮辈赍送。僮辈窃谓余之不智也，一日三四次奔走大人之门，是自忘

119

其耻辱矣。吁嗟！余岂不自爱，但当群小蒙蔽时，倘得一拨立转，所全颇钜。于是亲送其方至门，则内户已扃，阍人收之，次早送进。余暗地独行，行返六里，以图心安，次日再托其戚，促之进药。则云既是状元痘，何必服药耶！此后即欲一造其庭，末由矣！吁嗟！朝庭之上，任者议者，不妨互用，使余得与其侧，此儿即不服药，亦必无死法。盖感症在身，而以虾鱼鸡笋发痘之物杂投，误上加误，适所以促其亡耳。才至六日而坏，正应感症坏期，若痘出既美，即有意外变症，亦在半月一月矣。

越二日，三公郎即发热布痘，仍夹时气外感，仍用前医，仍六日而坏。旬日间两儿为一医所杀，提明引为己辜，设局施药于城隍庙。余偶见之，蹙然曰：盛德之人，恐惧修省，皇天明神，岂无嘿庇？然赏善自应罚恶，而杀儿之医，宁无速夺其算耶！一夕此医暴亡，余深为悚惕，然尚有未畅者，左右之宵人，未尝显诛也。

胡卣臣先生曰：谗诌蔽明，邪曲害正，今古一辙，而幽愤所至，真足以动鬼神之吉凶。

论刘筠枝长郎失血之证

筠翁长郎病失血，岁二三发，其后所出渐多，咳嗽发热，食减肌削，屡至小康，不以为意。夏秋间偶发寒热如疟状，每夜达曙，微汗始解，嗣后寒热稍减，病转下利。医谓其虚也，进以参、术，胸膈迷闷，喉音窒塞，服茯苓、山药、预收红铅末，下黑血块数升，胸喉顿舒，面容亦转。筠翁神之，以为得竹破竹补之法也，加用桂、附二剂，于是下利一昼夜十数行，饮食难入，神识不清，病增沉剧。

仆诊其脾脉大而空，肾脉小而乱，肺脉沉而伏。筠翁自谓知医，令仆疏方，并问此为何证。仆曰：此证患在亡阴，况所用峻热之药，如权臣悍帅，不至犯上无等不已，行期在立冬后三日。以今计之，不过信宿，无以方为也。何以言之？经云：暴病非阳，久病非阴。则数年失血，其为阳盛阴虚无疑。况食减而血不生，渐至肌削而血日槁，虚者益虚，盛者益盛，势必阴火大炽，上炎而伤肺金，咳嗽生痰，清肃下行之令尽壅，由是肾水无母气以生，不足以荫养百骸，柴栅瘦损。每申酉时洒淅恶寒，转而热至天明，微汗始退，正如夏日炎蒸，非雨不解，身中之象，明明有春夏无秋冬，用药方法，不亟使金寒水冷，以杀其势，一往不返矣！乃因下利误用参术补剂，不知肺热已极，止有从皮毛透出一路。今补而不宣，势必移于大肠，所谓肺热移于大肠，传为肠澼者是也。至用红铅末下黑血者，盖阳分之血，随清气行者，久已呕出。其阴分之血，随浊气行至胸中，为膜原所蔽，久瘀膈间者，得经水阴分下出之血，引之而走下窍，声应气求之妙也。久积顿宽，面色稍转，言笑稍适者，得其下之之力，非得其补之之力也。乃平日预蓄此药，必为方士所惑，见为真阳大药，遂放胆加用桂、附，燥热以尽劫其阴，惜此时未得止之。今则两尺脉乱，火燔而泉竭，脾胃脉浮，下多阴亡，阳无所附，肺脉沉伏，金气缩敛不行，神识不清，而魄已先丧矣。昔医云：乱世溷浊，有同火化。夫以火济火，董曹乘权用事，汉数焉得不终耶！

胡卣臣先生曰：论症论药，俱从卓识中流出，大有关系

121

之作。

论钱小鲁嗜酒积热之证

钱小鲁，奕秋①之徒也，兼善饮，每奕必饮，饮必醉，岁无虚日。辛巳秋，浩饮晚归，呕吐、寒热兼作，骨节烦疼，医以时行感冒表散药治之，不愈。更医知为酒毒，于寒凉药中用热药为乡导②，治之亦不愈。卧床二十余日，始请余诊。其脉洪大促急，身软着席，不能动展，左腿痛如刀刺，鼻煤，从病起至是，总不大便，此痈疽之候也。

归语两门人，王生欣然有得，曰：迄今燥金司令，酒客素伤湿热，至此而发，金盛则木衰，是以筋骨疼痛，而不能起于床。脏燥而腑亦燥，是以津液干枯，而大肠失其润，以清金润燥治之可矣。吴生曰：不然，酒毒大发，肠胃如焚，能俟掘井取水乎？是必以大下为急也。余曰：下法果胜，但酒客胃气，素为多呕所伤，药入胃中，必致上壅，不能下达，即敷脐导肠等法，无所用之。掘井固难，开渠亦不易，奈何奈何！吾为子辈更开一窦。夫酒者清冽之物，不随浊秽下行，惟喜渗入者也。渗入之区，先从胃入胆，胆为清净之腑，同气相交故也。然胆之收摄无几，其次从胃入肠，膀胱渗之，化溺为独多焉。迨至化溺，则所存者酒之余质，其烈性实惟胆独当之，每见善饮者，必浅斟缓酌，以俟腹中之渗。若连飞

① 奕秋：古代对善棋艺者的称呼。
② 乡导：通"向导"。

122

数觥，有倾囊而出耳。是以酒至半酣，虽懦夫有挥拳骂座之胆，虽窭人①有千金一掷之胆，虽狷士②有钻穴逾垣之胆，甚至凶徒有抚剑杀人之胆。以及放浪形骸之流，且有一饮数斛，不顾余生之胆。以小鲁之赤贫，而胆不丧落者，夫非借资于酒乎！

其受病实有较他人不同者。盖胆之腑，原无输泻，胆之热，他人可移于脑，浊涕从鼻窍源源而出，亦少杀其势。若小鲁则阳分之阳过旺，阳分之阴甚衰，发鬓全无，直似南方不毛之地，热也极矣，肯受胆之移热乎？幸其头间多汗，脑热暗泄，不为大患，乃胆热既无可宣，又继以酒之热时之燥，热淫内炽，脉见促急，几何不致极惫耶！故胆之热汁满而溢出于外，以渐渗于经络，则身目俱黄，为酒瘅之病，以其渗而出也。可转驱而纳诸膀胱，从溺道而消也，今独攻环跳之穴，则在胆之本属，无可驱矣。且其步履素为此穴所苦，受伤已久，气离血散，热邪弥满留连，服药纵多，有拒而不纳耳，何能取效！即欲针之，此久伤之穴，有难于抉泻者。设遇良工如古人辈，将何法以处此乎？吾更有虑焉，有身以后，全赖谷气充养，谷气即元气也，谷入素少之人，又即藉酒为元气，今以病而废饮，何所恃为久世之资耶！

吾谛思一法，先搐脑中黄水出鼻，次针胆穴之络脑间者数处，务期胆中之热移从脑鼻而出。庶乎环跳穴中，结邪渐运，而肠胃之枯槁渐回，然后以泻胆热之药入酒中，每日仍痛饮一醉，饮法同而酒性异，始得阴行而妙

---

① 窭人：此处指穷苦人。亦指浅薄鄙陋的人。
② 狷士：指洁身自好之人。

123

其用。盖其以生平之偏，造为坚垒，必藉酒为乡导，乃克有济也。岂清金润燥与下夺之法能了其局乎！两生踊跃曰：蒙诲治法，令人心地开朗，请笔之以志一堂授受之快。录此付渠子，令送商顾幼疏孝廉求救，小鲁竟阻之，或以余言为不然耶？

胡卣臣先生曰：先写全神，后论治法，大是奇观。

面论李继江痰病奇证

李继江三二年来，尝苦咳嗽生痰，胸膈不宽。今夏秋间卧床不起，濒亡者再，其人以白手致素封，因无子自危，将家事分拨，安心服死。忽觉稍安，亦心死则身康之一征也。未几仍与家事，其病复作。然时作时止，疑为不死之病也。闻余善议病，托戚友领之就诊，见其两颐旁，有小小垒块数十高出，即已识其病之所在，因诘之曰：尔为何病？曰：咳嗽。曰：嗽中情状，试详述之。曰：内中之事，愚者不知，是以求明耳！余为哂曰：尔寒暑饥渴，悉不自知耶！观尔脉盛筋强，必多好色，而喜任奔走，本病宜发痈疽，所以得免者，以未享膏粱之奉，且火才一动，便从精孔泄出耳。然虽不病痈，而病之所造，今更深矣。尔胸背肩髃间，巉岩如乱石插天，栉比如新笋出土，嵌空如蜂莲之房，芒锐如棘栗之刺。每当火动气升，痰壅紧逼之时，百苦交煎，求生不生，求死不死，比桁杨①之罪人十倍过之，尚不自知耶！

渠变容顿足而泣曰：果实如此，但吾说不出，亦无

---

① 桁（háng）杨：古代用于套在囚犯脚或颈上的一种枷。

人说到耳。昔年背生痈疽，幸未至大害，然自疖愈，咳嗽至今，想因误治所成，亦未可知。余曰：不然，由尔好色作劳，气不归元，腾空而上，入于肝肺散叶空隙之间，膜原之内者，日续一日，久久渐成熟路，只俟肾气一动，千军万马，乘机一时奔辏，有入无出，如潮不返。海潮兼天涌至，倘后潮不熄，则前古今冤于此病者，不知其几，但尔体坚堪耐，是以病至太甚，尚自无患，不然者久已打破昆仑关矣。尔宜归家休心息神，如同死去，俾火不妄动，则痰气不为助虐，而胸背之坚垒，始有隙可入。吾急备药，为尔覆巢捣穴，可得痊也。

渠骇然以为遇仙，托主僧请以五金购药，十金为酬而去。次日复思病未即死，且往乡征租，旬日襄事，购药未迟。至则因劳陡发，暴不可言，痰出如泉，声响如锯，面大舌胀，喉硬目突，二日而卒于乡，真所谓打破昆仑关也。其人遇而不遇，亦顾家不顾身之炯戒矣，治法详阴病论。

胡卣臣先生曰：论病从外灼内，因流识源，精鉴全非影响。

吴添官乃母厥巅疾及自病真火脱出治验

吴添官生母，时多暴怒，以至经行复止。入秋以来，渐觉气逆上厥，如畏舟船之状，动辄晕去，久久卧于床中，时若天翻地覆，不能强起，百般医治不效。因用人参三五分，略宁片刻。最后服至五钱一剂，日费数金，意图旦夕苟安，以视稚子。究竟家产尽费，病转凶危，大热引饮，脑间有如刀劈，食少泻多，已治木无他望矣。

闻余返娄，延诊过，许以可救，因委命以听焉。余

125

以怒甚则血菀于上，而气不返于下者，名曰厥巅疾。厥者逆也，巅者高也，气与血俱逆于高巅，故动辄眩晕也，又以上盛下虚者，过在少阳。少阳者足少阳胆也，胆之穴皆络于脑，郁怒之火，上攻于脑，得补而炽，其痛如劈，同为厥巅之疾也。风火相煽，故振摇而热蒸，土木相凌，故艰食而多泻也。于是会《内经》铁落镇坠之意，以代赭石、龙胆草、芦荟、黄连之属，降其上逆之气；以蜀漆、丹皮、赤芍之属，行其上菀之血；以牡蛎、龙骨、五味之属，敛其浮游之神。最要在每剂药中，生入猪胆汁二枚。盖以少阳热炽，胆汁必干，呕以同类之物济之，资其持危扶颠之用。

病者药一入口，便若神返其舍，忘其苦口。连进十余剂，服猪胆二十余枚，热退身凉，饮食有加，便泻自止，始能起床行动散步。然尚觉身轻如叶，不能久支，仆恐药味太苦，不宜多服，减去猪胆及芦、龙等药，加入当归一钱，人参三分，姜枣为引，平调数日而痊愈。

母病愈而添官即得腹痛之病，彻夜叫喊不绝，小水全无，以茱连汤加玄胡索投之，痛始安。又因伤食复发，病至二十余日，肌肉瘦削，眼胞下陷。才得略宁，适遭家难，症变壮热，目红腮肿，全似外感有余之候。余知其为激动真火上焚，令服六味地黄加知柏三十余剂，其火始退。退后遍身疮痍黄肿，腹中急欲得食，不能少耐片顷，整日哭烦。余为勉慰其母曰：旬日后腹稍充，气稍固，即不哭烦矣。服二冬膏而全瘳。此母子二人，皆极难辨治之证，竟得相保，不亦快哉！

胡卣臣先生曰：二病最多，此案深足嘉惠来学。

126

论体盛绝孕治法

一友继室夫人，身体肥盛，经候虽调，从未孕育，令仆定方而施转移化机之药。虽从古医书所未载，然可得言也，盖山之不可葬者五：童、断、过、石、独。纵有明师，无所施其剪裁，以故女子不可孕，如方书所志生禀之殊，非人工所能改移者，可不更论。

若夫生禀不殊，但为形躯所累，而嗣孕终不乏者，古今来不知凡几。第夫妇之愚，天然凑合之妙，虽圣神有不能传者，所以方书缺焉未备耳！仆试言之：地之体本重厚，然得天气以苞举之，则生机不息，若重阴冱寒^①之区，天日之光不显，则物生实罕。人之体中肌肉丰盛，乃血之荣旺，极为美事，但血旺易至气衰，久而弥觉其偏也。夫气与血，两相维附，何以偏衰偏旺耶？盖气为主，则血流；血为主，则气反不流，非真气之衰也。气不流有似于衰耳，所以一切补气之药，皆不可用；而耗气之药，反有可施。缘气得补则愈锢，不若耗之以助其流动之势。久而久之，血仍归其统握之中耳！

湖阳公主，体肥受孕，然不能产也，进诸御医商之，得明者定一伤胎之方，服数十剂，而临产始得顺利，母子俱无灾害。盖肥满之躯，胎处其中，全无空隙，以故伤胎之药，止能耗其外之血肉，而不能耗其内之真元也，此用药之妙也。仆仿是意而制方，预为受胎之地，夫岂无术而杜撰乎！然而精诚之感，贯于金石，女之宜男者，

---

① 冱（hù）寒：指寒气凝结，极为寒冷。冱，闭也。

127

先平其心，心和则气和，气和则易于流动充满也。其次在节食，仙府清肌，恒存辟谷，宫中细腰，得之忍饥，志壹动气，何事不成耶？而且为斋心积德，以神道之教，补药饵之不逮，有不天人叶应者乎！仆于合浦求珠，蓝田种玉之举，而乐道之。

胡卤臣先生曰：观此一论，不必问方，而已得其意之所存，破尽寻常窠臼矣！奇创奇创！

华太夫人饵术方论

天御孝廉太夫人，宿有胸膈气胀小恙，近臻勿药矣。孝廉膝下承欢，不以三公易一日者，今而后喜可知也，然以太夫人福体凝重，惟恐日增一日，转为暮年之累，欲仆订方，及早图之。仆不觉悚然而动于衷曰：孝廉未尝习医，乃思治未病消未萌，何其深于医旨若是，以知子道之贯彻者，无微不入矣！经曰：阴精所奉者其人寿。太夫人阴血有余，即年过百岁，而形不衰，此可不问而知者。然形盛须充之以气，而气者渐衰渐耗之物，必欲两得其平，所藉于药力不少耳。况气复有阴阳之别，身半以上阳主之，身半以下阴主之，阴气过盛而乘阳位，则胸膈胀闷不舒，所谓地气上为云者是也。云生而天地之寥阔顷刻窒塞矣，故阴气不可盛也。阴气盛，势不得不用耗散之药，气日耗则体日重，又不能兼理之术也。湖阳公主以体盛难产，御医为制枳壳、厚朴等耗气之药，名曰瘦胎散，亦以当其壮年耳。若夫年高气弱之时，而可堪其耗散乎！

我仪图之。至人服天气而通神明，只此一语，足为

128

太夫人用药之准矣。盖天食人以五气者也，地食人以五味者也，以地之味养阴，不若以天之气养阳，药力既久，天气运而不积，挈地气以周旋，所谓载华岳而不重者，大气举之之谓也。方用茅山苍术一味，取其气之雄烈，可驱阴邪而通天气，《本草》列之上品，《仙经》号为山精者，诚重之也。每岁修事五七斤，每早百沸汤吞下三钱，秋月止服二钱，另用天门冬一钱，煎汤吞下。

初服一二月，微觉其燥，服至百日后，觉一日不可缺此矣。服之一年，身体轻健，服之三年，步履如飞，黑夜目中有光，可烛幽隐，所谓服天气而通神明者，其不诬如此。食物诸无所忌，但能稍远肥甘，白饭、香蔬、苦茗①，种种清胜尤妙。仆饵术以后，身健无病，今服三十余斤矣！

胡卣臣先生曰：此成方也，用之通天气以苞举乎地，觉制方之人，未必辨此。

陆子坚调摄方论

子坚玉体清和，从来无病。迩因外感之余，益以饥饱内伤，遂至胸膈不快，胃中隐隐作痛，有时得食则已，有时得食反加。大便甚艰，小水不畅，右关之脉，乍弦乍迟，不得调适，有似锢疾之象。用药得当，驱之无难，若岁久日增，后来必为大患。大意人身胃中之脉，从头而走于足者也。胃中之气，一从小肠而达于膀胱，一从小肠而达于大肠者也。

---

① 苦茗：即苦茶。

129

夫下行之气，浊气也，以失调之故，而令浊气乱于胸中，干其清道，因是窒塞不舒。其始本于病时，胃中津液，为邪火所烁，至令津液未充，火势内蕴，易于上燎，所以得食以压其火则安。然邪火炽则正气消，若食饮稍过，则气不能运转其食，而痛亦增，是火不除则气不复，气不复则胃中清浊混乱，不肯下行，而痛终不免也。病属胃之下脘，而所以然之故，全在胃之中脘。盖中者，上下四傍之枢机，中脘之气旺盛有余，必驱下脘之气入于大小肠，从前后二阴而出。惟其不足，所以反受下脘之浊气而挠指也。夫至人之息以踵，呼之于根，吸之于蒂者也，以浊气上干之故。究竟吸入之气，艰于归根，且以痛之故，而令周身之气，凝滞不行，亦非细故也。为订降火生津下气止痛一方，以为常用之药，尚有进者，在先收摄肾气，不使外出，然后浊气之源清，而膀胱得吸引上中二焦之气以下行，想明哲知所务矣！

胡卣臣先生曰：言一病即知其处，既知其处矣，又知其上下正反之因，犹珠玉之光，积而成照，非有意映重渊连赤极也。

与黄我兼世兄书

尊夫人惊痰堵塞窍隧，肝肺心包络间，无处不有，三部脉虚软无力，邪盛正衰，不易开散。有欲用涌剂稍吐十分之三，诚为快事，弟细筹之，此法殆不可行。

盖涌法正如兵家劫营之法，安危反掌，原属险道，况痰迷不过片晌耳！设以涌药投之，痰才一动，人即晕去，探之指不得入，咽之气不能下，药势与病势相扼，转至连日不苏，将若之何？无已，如丹溪所云，惧吐者

130

宜消息下之乎！不知窍隧之痰，万不能导，即导之下行，徒伤脾气，痰愈窒塞，此法亦不可用也。为今之计，确以理脾为先，脾气者，人身健运之阳气，如天之有日也。阴凝四塞者，日失其所；痰迷不省者，脾失其权耳。理脾则如烈日当空，片云纤翳，能掩之乎？其次莫如清肺，肺为将帅之官，气清则严肃下行，气下行，则痰之藉为坚城固垒者，方示以暇，而可用其攻击之力。所谓攻坚则暇者亦坚，攻暇则坚者亦暇是也。今四末肿麻，气壅已甚，尤不可不亟亟矣，其理脾之法，须药饵与食饮相参，白饭、香蔬、苦茗，便为佳珍，不但滑腻当禁，即粥亦不宜食，以粥饮之结为痰饮易易耳！不但杂食当禁，即饭食亦宜少减，以脾气不用以消谷，转用之消痰，较药力万万耳！其辛辣酒脯，及煎煿日爆之物，俱能伤肺，并不宜食。

至于用药，弟自有节次矩矱，俟日渐轻安，来春方奏全最也。缘此病人不识治，前贤亦未见高出手眼，弟思之累日，窃以为要领在是，所以必欲持久者，与金城方略同意，且先除协从，后歼巨魁，自势所不易捷得之事，惟台兄裁酌进教，毋谓小恙过矜，迂远不切，幸孔幸孔！

惊痰之来，始于肝胆，冬月水气归根，不敢攻治，故但以理脾药平调，必至春月木旺，才用四君子汤加龙胆草、芦荟、代赭石、黄连、青黛等药为丸，服之痰迷之证，果获全瘳，此后不发。

胡卣臣先生曰：情形方略，指画无遗。古名将中求其人，不可多得也。

131

辨黄鸿轩臂生痈疽之证并治验

黄鸿轩手背忽生痈疽,蔓肿无头,痛极莫耐,外科医者,咸谓热毒所致。揆之平素,淡泊明志,宁静居心,绝无生热致毒之因,究莫识其所起也。尊公我兼,谓昌善议病,盍舍樽俎而一代庖人乎!昌曰:吾议此证,请先为致贺,后乃言之。疮疡之起,莫不有因。外因者,天行不正之时毒也,起居传染之秽毒也;内因者,醇酒厚味之热毒也,郁怒横决之火毒也。治火毒与治诸毒,原自天渊。盖火与元气势不两立,以寒凉折之,则元气转漓矣。鸿轩于四者总无其因,不问知为胎毒之余也。凡人禀受天地之气,有清浊之不同,惟纯粹以精之体,其福泽寿算,俱不可限量。然从父母构精而有身,未免夹杂欲火于形骸,所赖者,惟在痘疮一举,暗将所藏欲火,运出躯外,复其粹精之恒体。如矿金相似,必经红炉煅炼,而渣滓与精莹,始分之为两。吾尝以此法观出痘者之眸子,七八日后,眼开之时,黑白分明者,精金也;赤筋红膜包裹者,混金也。至于瞳仁模糊,神光不现,则全非金矣。

鸿轩幼时出痘太多,元气不能充灌,又为杂证所妨,脏腑中之火毒虽尽,而躯壳间之留滞犹存,所以痘痈之发,必于手足之委中、曲池者,则以零星小毒,无处可容,而潜避于呼吸难到之处耳。今之痈疽,正当委中之穴,其为痘毒何疑!毒伏肘腋之下,原无所害,但粹精之体,微有夹杂,是亦宝鉴之纤尘,白璧之微瑕也。日者太和元气,充满周身,将十五年前之余滓,尽欲化为

132

脓血而出，他人见之为毒，吾早已卜其为兴者机矣。岂有畅于四肢，而不发于事业者哉！治法外用马齿苋熬膏，攻之速破；内用保元汤，托之尽出。仍以痘痫门药为治，即日自当痊愈，必不似疮毒之旷日持久。但不识证，而以治疮毒寒凉泻火诸药投之，适以增楚贻患耳。孰谓外科小恙，可无樽俎折冲之人耶！

如法治之，溃出脓水甚多，果不用生肌长肉而自愈。

胡卣臣先生曰：以慧心辨证，竟出恒理，而降衷所以不齐，受衷所以相远之故，尽逗毫端。治火一法，矿金一喻，验目一诀，种种指示，俱足令人心开神爽。

论士大夫喜服种子壮阳热药之误

人生有性分之乐，有势分之乐，有形体康健之乐。性分之乐，四时皆春，万物同体，虽环堵萧然，而乐在也；虽五官弗备，而乐在也；虽夷狄患难，而乐亦在也。溪山风月，有我便是主人；木石禽鱼，相亲悉为好友。何取溺情枕席，肆志淫佚也哉！即造物小儿，无所施其播弄矣。至于势分之乐，与康健难老之乐，惟福厚者，始兼有之。盖得贵之与得寿，其源若有分合两途。少年芚①朴不凋，此寿基也，而嫌其精采不露；髫龀②机神流动，此贵征也，而嫌其浑敦太凿。此其间半予天，半予人，而后天奉若之功，不知费几许小心，然后可凝休而永命。故在得志以后，既知此身为上天托界之身，自应

---

① 芚（chūn）：浑然无所知。
② 髫龀（tiáo chèn）：指幼年儿童。

133

葆精啬神，以答天眷。若乃女爱毕席，男欢毕输，竭身中之自有，而借资于药饵，责效于眉睫，致宵小无知之辈，得阴操其祸人之术，以冀捷获。虽前代之覆辙皆然，而今时为益烈矣！

盖今者雍熙之象，变为繁促，世运已从火化，复以躁急之药济之，几何不丧亡接踵乎！此道惟岐黄言之甚悉，但仕宦家不肯细心究讨耳。其云：凡阴阳之道，阳密乃固，两者不和，如春无秋，如冬无夏，是故因而同之，是谓圣度。此段经文，被从前注解埋没，不知乃是明言圣人于男女之际，其交会之法度，不过使阳气秘密，乃得坚固不泄耳。然而阴阳贵相和，有春无秋，是无阴也，有冬无夏，是无阳也，所以圣人但调其偏，以归和同，允以交会之法度而已。夫圣人太和元气，生机自握，我观夫调琴弄瑟，考钟伐鼓，虽闺坤之性情克谐，而况于己身之血气；礼陶乐淑，仁渐义摩，虽民物之殷阜坐致，而况于一人之嗣胤。所以凡为广嗣之计者，其用药之准，但取纯正以召和，无取杂霸以兆戾也。而经文又云阴平阳秘四字，尤足互畅其义。盖阴得其平，而无过不及，然后阳得其秘，而不走泄也。此可见阳之秘密，乃圣神交会所首重。然欲阳之秘密，即不得不予其权于阴。正以阳根于阴，培阴所以培阳之基也。

今人以峻烈之药，劫尽其阴，以为培阳。益以房帏重耗，渐至髓消肉减，神昏气夺，毛瘁色夭，尚不知为药所误，可胜悼哉！向见一浙医宋姓者，在京师制成大颗弹丸，遍送仕宦，托名脐带、胎发，其实用炼过硫黄在内，服之令人阳道骤坚可喜，未几燥病百出。吾乡诸大老受其祸者，历历可指。近游鹿城，闻张鸿一孝廉，以进红铅伤脑，而日夜精流不止。盖脑为髓海，脑热而通身之髓尽奔，究意热未除而髓先竭，骨痿艰行矣。至娄过天如先生旧宅，见鼻中浊涕，凡落板壁者，深黄之色，透入木中，铲刷不除。询之，亦由服种子热药所致，后以伤风小恙，竟至不起。噫嘻！脑热已极，蒸涕为黄，出鼻之热，尚能透木，曾不省悟。至热极生风，尚治外而不治内也，复何言哉！

吾乡刘石间先生，服热药而病消渴。医者邓橘存，坚令服六味地黄汤千剂，果效。盖得于壮水之主，以制阳光之旨也。高邮袁体仁种子经验方，皆用阴阳两平之药，盖得于阴平阳秘之旨也。此老于医而审于药者，因并表之。又方士取黑铅之水，名为神水金丹以惑人。凡痰火之病，初得其下行之力，亦觉稍爽，而不知铅性至燥，转至劫阴，为害反大。又有用蒸脐之药，名彭祖接命之法者。夫脐为人之命根，以麝香、硫黄、附子等大热散气之药，加艾火而蒸灼，幸而不中真气，尚无大害，若蒸动真气，散越不收，扰乱不宁，有速毙耳。闻娄中老医穆云谷，常诲人曰：蒸脐一法，有损无益，断不可行。旨哉言矣！亦并表之。

胡卣臣先生曰：艰嗣之故有五：一曰性偏刻，好发人阴私；一曰好洁，遇物多不适意处；一曰悭吝，持金钱不使漏一线；一曰喜娈童，非其所用，肝筋急伤；一曰多服热药，铄真阴而尽之。嘉言此论，曲畅经旨，以辟方士之谬，而破轻信之惑，真救世之药言也！

论治伤寒药中宜用人参之法以解世俗之惑

伤寒病有宜用人参入药者，其辨不可不明。盖人受

135

外感之邪，必先发汗以驱之。其发汗时，惟元气大旺者，外邪始乘药势而出，若元气素弱之人，药虽外行，气从中馁，轻者半出不出，留连为困；重者随元气缩入，发热无休，去生远矣！所以虚弱之体，必用人参三五七分入表药中，少助元气，以为驱邪之主，使邪气得药，一涌而去，全非补养虚弱之意也。

即和解药中有人参之大力者居间，外邪遇正，自不争而退舍。设无大力者当之，而邪气足以胜正气，其猛悍纵恣，安肯听命和解耶！故和解中之用人参，不过藉之以得其平，亦非偏补一边之意也。而不知者，方谓伤寒无补法，邪得补弥炽，断不敢用。岂但伤寒一证，即痘疹初发不敢用，疟痢初发不敢用，中风、中痰、中寒、中暑，及痈疽、产后，初时概不敢用，而虚人之遇重病，一切可生之机，悉置之不理矣！

古今诸方，表汗用五积散、参苏饮、败毒散，和解用小柴胡汤、白虎汤、竹叶石膏汤等方，都用人参，皆藉人参之力，领出在内之邪，不使久留，乃得速愈为快。奈何世俗不察耶！独不见感入体虚之人，大热呻吟，数日间烁尽津液，身如枯柴。初非不汗之，汗之热不退；后非不和之下之，和之下之，热亦不退，医者技穷，委身而去。不思《内经》所言：汗出，不为汗衰者死，三下而不应者死。正谓病人元气已漓，而药不应手耳！夫人得感之初，元气未漓也，惟壮热不退，灼干津液，元气始漓，愚哉愚哉！倘起先药中用人参三五七分，领药深入驱邪，即刻热退神清，何致汗下不应耶！况夫古今

136

时势不同，膏粱藜藿①异体。李东垣治内伤兼外感者，用补中益气，加表药一二味，热服而散外邪，有功千古，姑置不论。止论伤寒专科，从仲景以至于今，明贤方书充栋，无不用人参在内。何为今日医家，单单除去人参不用，以阿谀求容，全失一脉相传宗旨。其治体虚病感之人，百无一活，俟阎君对簿日知之，悔无及矣。乃市井不知医者，又交口劝病人不宜服参，目睹男女亲族死亡，曾不悟旁操鄙见害之也。谨剖心沥血相告，且誓之曰：今后有以发表和中药内不宜用人参之言误人者，死入犁耕地狱。

盖不当用参而用之杀人者，皆是与黄芪、白术、当归、干姜、肉桂、大附子等药，同行温补之误所致，不与羌、独、柴、前、芎、桔、芷、芩、膏、半等药，同行汗、和之法所致也。汗、和药中兼用人参，从古至今，不曾伤人性命，安得视为砒鸩刀刃，固执不用耶！最可恨者，千百种药中，独归罪人参君主之药。世道人心，日趋于疾视长上，其酝酿皆始于此。昌安敢与乱同事，而不一亟辨之乎！

附人参败毒散注验

嘉靖己未，五六七月间，江南淮北，在处患时行瘟热病，沿门阖境传染相似。用本方倍人参，去前胡、独活，服者尽效，全无过失。万历戊子、己丑年，时疫盛行，凡服本方发表者，无不全活。又云：饥馑兵荒之余，饮食不节，起居不常，致患时气者，宜同此法。

———————

① 藜藿：指粗劣的饭菜。

昌按彼时用方之意，倍加人参者，以瘟气易染之人，体必素虚也。其用柴胡即不用前胡，用羌活即不用独活者也，以体虚之人，不敢用复药表汗也。饥馑兵荒之余，人已内虚久困，非得人参之力以驱邪，邪必不去，所以服此方者，无不全活。今崇祯辛巳、壬午，时疫盛行，道殣相藉，各处医者，发汗和中药内，惟用人参者，多以活人。更有发癍一证最毒，惟用人参入消癍药内，全活者多。此人人所共见共闻者，而庸愚之人泥执不破，诚可哀也！又有富贵人，平素全赖参、术补助，及遇感发，尚不知而误用，譬之贼已至家，闭门攻之，反遭凶祸者有之。此则误用人参为温补，不得借之为口实也。

胡卣臣先生曰：将伤寒所以用人参之理，反复辩论，即妇人孺子闻之，无不醒然，此立言之善法也。

详论赵三公郎令室伤寒危症始末并传诲门人

赵景翁太史，闻昌来虞谈医，一旦先之以驷马。昌心仪其贤，欲敬事而效药笼之用久矣。孟冬末，三公郎令室患伤寒，医药无功，渐至危笃。先日进白虎汤，其热稍缓。次日进人参白虎汤，其势转重，皇皇求医，因而召诊。昌闻其咳声窘迫，诊其脉数无力，壮热不退，肌肤枯涩，沉困不食。语景翁先生曰：此病大难为，惟不肖尚可悉心图成，以报知己。疏方用仲景麻黄杏仁甘草石膏汤四味，先生颇疑麻黄僭汗，因问钱宗伯，公郎服西河柳、犀角而疾瘳，今可用乎？昌曰：论太阳阳明两经合病，其症颇似，但彼病秋热，此病冬寒，安得比而同治！况病中委曲多端，河柳、犀角，原非正法，惟

138

仲景麻杏甘石一汤，允为此病天造地设，有一无二之良法。

先生毙之。其房中女伴，以不省宜话，兼未悉昌之生平，争用本地之经验名家，乃至服河柳而表终不解，服犀角而里终不解，且引热邪直攻心脏，其颠悖无伦，较胃实谵语更增十倍。医者始辞心偏，不可救药，吁嗟！人心位正中央，皇建有极，而何以忽偏耶！伤寒膀胱蓄血，有如狂一证，其最剧者，间一发狂，旋复自定。即心脏最虚，元神飞越者，间有惊狂卧起不安一证，未闻有心偏之说也。而病者何以得此乎？未几阳反独留，形如烟熏，发直头摇，竟成心绝之候。此段疑案，直若千古不决，孰知有麻杏甘石为持危扶颠之大药也哉！

门人请曰：麻杏甘石汤，不过一发表药耳，何以见其能起危困？万一用之罔效，又何以起后学之信从耶！余曰：此渊源一脉，仲景创法于前，吾阐扬于后，如锥入木，如范溶金，所以称为天造地设，有一无二之法，用则必效，确无疑也。盖伤寒一证，虽云传足不传手，其实足经而兼手经者恒多。医者每遇足经六传之病，尚尔分证模糊，至遇兼手十二经之证，鲜不五色无主矣。足经譬西北也，手经譬东南也，道理之远近不同，势自不能以飞渡。然乘衅召邪，阻险割据，岂曰无之！今病家为足太阳膀胱、足阳明胃，两经合病，既已难任，更加两经之邪，袭入手太阴肺经，所以其重莫支。手太阴肺者，主统一身之气者也，气通则汗出，气闭则汗壅，从前发汗而不得汗，驯至肌肤枯涩，岂非肺主皮毛，肺气壅闭，津液不通，漫无润泽耶！任用柴胡、葛根、河柳辛凉解肌，如以水投石，有拒无纳，职此故耳。

病者为昆邑开府王澄川先生之女，孝敬夙成，皎然与女曜争光。澄川先生，尝患鼻齇，诸女禀之，咸苦肺气不清，鼻间窒塞，所以邪易凑入。才病外感，便当亟为足经传手之虑。通其肺气之壅，俾得汗出邪去，始称明哲。此病为足太阳膀胱、足阳明胃，两经合病，则足太阳之邪，由背而贯胸；足阳明之邪，由胸而彻背。肺为华盖，覆于胸背之上。如钱孝廉素无肺患者，病时尚且咳嗽紧逼，岂居尝肺气不清之体，可堪两经之邪交射乎？其用白虎汤，为秋令清肃之药，肺金所喜，故病势稍持。才加人参五分，即转沉重，岂非肺热反伤之左券乎？至于犀角，乃手少阴心经之药，夏月心火亢甚，间有可用。冬月水盛火衰，断非所宜，又况手少阴心经，与手太阴肺经，膜属相联，以手经而传手经，其事最便，所以才一用之，随领注肺之邪，直攻心脏。正如足太阳误用葛根，即领其邪传入阳明之例耳。不然，伤寒之邪，过经不解，蕴祟日久，不过袭入厥阴心胞络已耳，岂有直攻心脏之理哉！

吾用麻黄发肺邪，杏仁下肺气，石膏清肺热，甘草缓肺急，盖深识仲景制方之妙，专主足经太阳者。复可通于手经太阴用之，一举而解手足两经之危，游刃空虚，恢恢有余，宁至手复传手，而蹈凶祸乎！乃知肺脏连心，正如三辅接壤王畿，误用犀角领邪攻心，无异献门迎贼，天之报施圣君贤女，抑何惨耶！余非乏才无具者，而袖手旁观，不禁言之亲切，有如子规之啼血也已！

旧德堂医案

内 容 提 要

《旧德堂医案》为清江浙一代名医李用粹（修之）遗著，因被收录入刊于1924年的《三三医书》而被人熟知。

对于李氏临床疗效，序言多有描述，如序言所曰：年富而学博，养邃而识纯。其决病也，如洞垣之照；其投剂也，若大还之丹……刀圭施而沉疴顿起，丹丸投而僵仆回生……无论沉疴怪病，卒能返本回真，仁风翔洽，退声称久矣！

李氏临床四诊合参之中，尤重脉诊，正如其曰：或舍症而取脉，或舍脉而取症，或对症以定方，或因方以立论。其用药更是平和精纯，效如桴鼓。

本书不仅记录有李氏近70案，涉及内科、妇科等疑难杂症及急危重症，更难能可贵的是，在治疗前后有精详医理阐述，或剖析病机，或纠正时弊，其通过医案阐发医理，使人读来，颇受启发，是一本难得的医案。

点 校 说 明

　　《旧德堂医案》是清代李用粹（修之）著，门人唐玉书（翰文）记录，被收录为《三三医书》第一集第十九种，于 1924 年由杭州三三医社出版。《三三医书》为近代史上比较有影响力的一部医书，加之《旧德堂医案》本身的价值，故《旧德堂医案》一书被中医学界所熟知，并被重视。

　　此次点校，以 1924 年杭州三三医社排印本为底本，以 1998 年中国中医药出版社本为主校本。本次校勘，主要本着保持著作原貌、方便读者阅读的原则，具体点校问题说明如下：

　　（一）根据底本、主校本，认真进行校勘，使之回归于著作原貌。

　　（二）结合底本、校本，将繁体字改为通行简体字，予以横排，并据其文意，进行适当的分段、句读等，以符合读者阅读习惯，便于识读。

　　（三）对于一些明显的错别字、异体字、通假字等，则径改之，如蚤归，径改为早归；黄耆经改为黄芪；否满，径改为痞满等。对于不影响阅读的部分通假字，则不作修改，以尽力保持著作原貌，具体不一一赘述。

　　（四）书中所言肉果当为肉豆蔻，补中汤当为补中益气汤，此次点校以脚注形式标示，在便于读者理解的同时，也尽力保持了原貌。

（五）《旧德堂医案》部分文字艰涩、部分用典较为生僻，给阅读带来一定的困难。此次点校给予适当的注解等，以脚注形式标示，以便于读者理解体会作者原意。

校勘虽尽心尽力，但限于学识，不妥之处，敬请读者批评指正。

校注者

2012 年 12 月

三三医书第一集第十九种

旧德堂医案

杭州三三医社出版

旧德堂医案，清李用粹（修之）著

　　　　　门人唐玉书（翰文）记录

1924 年　杭州三三医社排印三三医书

第一集　19 种单行本 1 册

第十九种旧德堂医案提要

《旧德堂医案》一卷，清云间李修之先生遗著也。其书中所记之案，上自公卿，下逮贩贾，所载多怪异之病，所用皆奇特之法，其及门诸子早己付刊，西秦田华臣先生序文亦云已有刻本。惟乃时家刻书籍印送亲友，未易普及。海上中医杂志按期选载，阅者多以不得急窥全豹为憾。裘君吉生特将旧藏抄本刊行，以副同道先睹为快之望，亦即中医杂志社选载流传之意也。

《旧德堂医案》序

尝闻炎帝之泽，寿世而资生；尧舜之政，仁民而及物。利济天下，其揆一也。然爱民者以亲亲为先，寿世者以老老为务。元晏先生云：人受先人之体，有八尺之躯，不知医事，此游魂耳。虽有忠孝之心，慈惠之念，君父危困，赤子涂地，何以济之？圣贤所以精思极论，而尽其理耳。余尝有志于斯，奈周旋皇路，劳瘁簿书，每叹元晏高风，有惭苏仙奇行也。及承乏云门观风海邑有修之李君者，年富而学博，养邃而识纯。其决病也，如洞垣之照；其投剂也，若大还之丹。无论沉疴怪病，卒能返本回真，仁风翔洽，遐声称久矣，余之所不能去于心者。

辛丑季秋，余将入觐彤廷。会家君患泄，神疲形瘁，已成痼疾，恐不起。其如会同大典，已任北山之后，报政长征，曷纾南顾之忧。自度此身不忠不孝，何自立于天地间也。幸李君以补天之功，斡旋造化，展指上阳春而沉寒忽散，泼壶中甘露而元气顿光，起家君于万死一生之危，依然堂上。俾不肖于燕山楚水之遥，还瞻膝下。微李君德泽不及此，余衔恩有素，铭德无涯，聊仿古人式庐下车之敬，旌其堂曰：今日东垣以著培杏弘林步武乎？易水师弟也。

继而视膳失节，泄泻复作，病人膏肓，痛难身代，虽先子尽其天年，而李君德意之厚与道望之隆，深足追述也。孰谓和、缓才名有逊于秦晋两君哉！余故爰载始末，附诸简端，以志感云。若夫活人功用，自有笔舌可纪。是刻，特其一班耳。

西秦田元恺华臣氏书于云间署中

149

自 叙

纪古称涮浣肠胃，漱涤脏腑，割皮解肌，抉脉结筋，此炼精盪①形之术，超伦希世之神，其法不可考矣。三代以降，汤液初兴，方论始备，十剂以准规矩，七方以明绳墨。补泻因乎虚实，寒热合乎时宜。症有真假，凭脉而施治；治分从逆，临症而审机。变化生克，若易道之无方；虚实奇正，如兵家之有纪。故一症有一定之论，一方有万变之能。未可寒热两歧，攻补互似也。非审脉验症辨明定治，何能斡旋造化之意耶。

东坡云：脉症难明，古今所患。至虚有盛候，大实有羸状，疑似之间，生死反掌。佩服斯言，战兢自惧，犹恐遗训在耳，贻羞地下。乃奋然鼓志，研求灵、素，考据百家，受知当世十有余年。虽无回生起死之功，稍有吹枯振槁之用，或舍症而取脉，或舍脉而取症，或对症以定方，或因方以立论。楮②陈墨迹累案盈几矣，及门二三子请付剞劂③，用广闻见。于是不揣愚鄙，聊录一二，自知雕虫小技，不合大道。然而他山之石可以攻玉，狂夫之言圣人择也。则此刻或有道之所取裁乎。敢以就正。

云间李修之甫识

---

① 盪，洗涤。
② 楮，纸的代称。
③ 剞劂，指雕版印刷。

小　叙

余读《史记》仓公治案，凡十有余人，历疏病状，备陈方论，未尝不叹功多也。盖人禀天地之大德，参精神之化机，有生必有病者，六淫与九气相干；有病必有治者，七方与十剂相济。故针灸、砭石创制于千古，汤液、醴醑垂训于万年，司命重权由来尚矣。第病有所因，人人自殊；症有传变，种种不一。始末变迁之异，寒热虚实之分，阴阳消长，愈幻而愈化；攻补从逆，愈出而愈奇。三指之下，安危反掌；一匕之中，生死攸关。必酝酿丹书，研精灵、素，乃能入室升堂耳。惟吾师修之李夫子，天资颖悟，家学渊源，饮上池之水，洞隔垣之照。刀圭施而沉疴顿起，丹丸投而僵仆回生，九峰三泖咸化为寿城春台矣。翊也，企仰仪型，亲炙道范。幸大冶炉锤，启小子聋瞶，书绅明教盖已有年。二三同志虑照示之不广也，嘱余立案以记之。用是敢竭班见，敬陈片言。虽学海泓深，难以蠡测；龙门多士，何藉管窥。然山高在望，安敢怠荒。名论在兹，愿叨笔舌，即见闻所及，记述大概，上自名公巨卿，下逮贾夫牧竖，其间怪异之病，奇特之方，或还生起死，或养气守真。时而培补阳和，如阴霜见日；时而调元滋水，若甘露澍霖。圆融活泼，总不外回春之泽；临机应变，尽皆成利济之仁。庶天下后世，知吾师活人功用，上接乎仓公也。至若著述藏于《金匮》，编刻秘于《玉函》，上撷万卷之书，下振千秋之铎，此吾师入神之妙用。余未有知，安敢窥其万一耶！

申江唐廷翊百拜书

153

目　录

案　一

申江邹邑侯子舍，仲夏患泻，精神疲惫，面目青黄，因素不服药，迁延季秋。忽眩晕仆地，四肢抽搐，口斜唇动，遍体冰冷，面黑肚缩，六脉全无。署中幕宾通晓医理，各言己见。或曰诸风掉眩，法宜平肝；或曰诸寒收引，理应发散。议论纷纭，不敢投剂。

延予决之。曰：脾为升阳之职，胃为行气之府。坤土旺则清阳四布，乾健乖则浊阴蔽塞，此自然之理也。今泄泻既久，冲和耗散，所以脾元下脱，胃气上浮，阴阳阻绝而成天地之否，故卒然仆倒。所谓土空则溃也。况肝脾二经为相胜之脏，脾虚则木旺，肝旺则风生，故体冷面青歪斜搐搦相因而致也。若误认风寒的候而用发表之方，恐已往之阳追之不返矣。宜急煎大剂参附庶为治本。

合署惊讶，见予议论严确，乃用人参一两、熟附二钱、生姜五片煎就灌下。一二时手指稍温，至夜半而身暖神苏，能进米饮。后以理中补中调理而安。

案 二

文学陆元振，经年伏枕，足膝枯细，耳轮焦薄，形容憔悴。历访名医，俱用四物地黄汤，反觉胸膈凝滞，饮食减少，自谓此身永废而心犹未慊。

延予商治。诊两寸关俱见沉滞，独尺部洪大，重按若绝，此肾虚精耗髓空骨痿之征也。盖肾者作强之官也，居下而主阴气，藏精而充骨髓者也。故肾旺则精盈，而肢节坚强；肾虚则髓竭，而膝膑软弱。王太仆云：滋苗者必固其根，伐下者必枯其上。今坎水不能灌溉经络、滋养百骸，宜乎耳轮焦薄、足膝枯细也。《内经》所谓肾气热则腰脊不举，足不任身，骨枯髓减，发为骨痿，端合此证。若徒事滋阴，恐用草木不能骤补精血，反壅滞阳气，以致中脘不舒，痿躄艰难耳。必用气血之属同类相求，兼以报使之品直抵下焦。譬之天雨，沟渠盈溢滂沛河泽，奚虑隧道不行足膝难步耳？

疏方用人参、白术、当归、地黄、茯苓、肉桂、鹿茸、龟甲、萎蕤、牛膝等重剂，数帖而稍能转舒，百帖而愈。

案 三

嘉定孝廉陆佑公长子，童年发热，遍尝凉药，热势更炽，昼夜不减，复认阳明热证，投大剂白虎，禁绝谷食，致肌肉消瘦，渐致危困。

迎予往治。见面色枯而不泽，脉现细数，力断大虚之证，速用甘温之药，庶可挽回。佑老骇曰：皆言外感寒热无间，内伤寒热不齐。今发热昼夜不已，而反言内虚者，必有确见，愿聆其详。予曰：阳虚昼剧，阴虚夜剧，此阴阳偏胜，因有界限之分。今脾胃并虚，阴阳俱病，元气衰残，阴火攻冲，独浮肌肤，表虽身热如焚，而寒必中伏。况肌肉消铄，脾元困惫也；彻夜无卧，胃气不和也；面无色泽，气血不荣也；脉象无神，天真衰弱也。此皆不足之明验。若禁用五味则胃气益孤，专服寒凉则生气绝灭。宜晨服补中益气汤加麦冬、五味，以培资生之本，暮服逍遥散以疏乙木之郁，兼佐浓鲜之品苏胃养阴，庶元神充而虚阳内敛也。令先饮猪肺汤一碗，当即安睡，热即稍减。遂相信用药，服十剂而精神爽快，调理经年，服参数斤，乃获全愈。

案 四

常镇道尊陈公，久患下血，甲辰春召予调治。诊得六脉安静，右尺重按稍虚，此命门火衰不能生土，土虚荣弱精微下陷而成便血之候。

盖土为生化之母，堤防下气者，经曰：营出中焦，又曰：气因于中。中者脾胃也，为生气生血之乡，升清降浊之职。故胃盛则循经之血洒陈于外，脾强则守荣之血滋养于中，皆赖少火生气耳。若元阳既亏，离虚无以生坤，坎满无以养艮，使脾胃衰残而清阳不升，转输失化而阴血不统。宜乎精华之气不能上奉辛金，反下渗庚大肠也。

当用甘温之剂培中宫之虚，升阳之品提下陷之气，庶生长令行而阴血归藏。方以补中益气加阿胶、醋炒荆芥，数剂而安。

案　五

　　保定文选张鲁彦，少年登第，纵恣酒色，患便血四年，午晨各去一次。诸药杂投，剂多功少，延予调治。

　　诊其脉象两手浮洪，断为肾虚火动之候。盖血乃精化，精充而血始盛；阴随阳动，阳密而阴乃固。房劳太过，则真水亏而虚火独发；元气不足，则闭藏弛而阴不固也。遂以熟地、山萸、山药、石斛、归身、白芍、秦艽、阿胶等，煎成，调棉花子灰二钱，空心温服。数帖乃愈。

案　六

　　庠生陆符九夫人，系董文敏公之孙女也。怀孕三月，忽崩涌如泉，胎堕而胞息，胀闷昏沉，发热谵语，上视见鬼，面黑流涎，已三日矣。

　　此皆瘀血灌满胞中，上掩心肺，故恶证毕现。治法须分先后，用肉桂、归尾、泽兰、香附、红花、牛膝、元胡索，煎成调失笑散去其胞中垢秽，使不上升。继以参、芪、芎、归、肉桂助其传送，庶或有救。如方修服神思稍清，觉痛阵连腰，恍恍如下坠，将鹅翎探入喉中，一呕而胞下胀闷诸苦若失。

案 七

协镇王公生长蓟北，腠理闭密。癸卯秋谒提台梁公于茸城，乘凉早归，中途浓睡，觉恶寒发热。缘素无病患，不谨调养，过食腥荤，日增喘促，气息声粗，不能安枕，更汗出津津，语言断落，不能发声。延予商治。

六脉洪滑，右寸关尤汩汩动摇。以脉合证知为痰火内郁，风寒外束，正欲出而邪遏之，邪欲上而气逆之。邪正相搏，气凑于肺。俾橐籥之司失其治节，清肃之气变为扰动。是以呼吸升降不得宣通，气道奔迫发为肺鸣。一切见证咸为风邪有余，肺气壅塞之征。若能散寒驱痰，诸病自愈。

乃用三拗汤（三拗汤：麻黄不去根节，杏仁不去皮尖，甘草生用。按此方治感冒风寒，咳嗽鼻塞。麻黄留节发中有收，杏仁留尖取其能发，留皮取其能涩，甘草生用补中有发，故名三拗），加橘红、半夏、前胡，一剂而吐痰喘缓，二剂而胸爽卧安。

夫以王公之多欲，误认丹田气短，用温补之品则胶固肤腠，客邪焉能宣越，顽痰何以涣解？故临症之时须贵乎谛审也！

案 八

歙商吴维宗年将耳顺①，忽然染吐血嗽痰，昼夜不安。医见年迈多劳，误投参芪。遂觉一线秽气直冲清道，如烟似雾，胸间隐隐而疼，喘急不卧。

阖户悲泣，特遣伊侄远顾蓬门，具陈病概，并言伊子幼龄，倘成沉疴，何人抚育，深为惨恻。予悯其恳切，细为审度。知水干龙奋，焦灼娇脏，将见腐肺成痈，所以咳咯不止。盖金水一气，水火同原，乾金既可生水，坎水又能养金。惟源流相济则离焰无辉，如真水涸流则相火飞越。俾清虚廓然之质，成扰攘溷浊②之气。况乎甘温助阳愈伤肺液，宜壮水之主以镇阳光，使子来救母而邪火顿息也。

方以生、熟地黄各二钱，天冬、麦冬各一钱五分，茯苓、紫菀、川贝、枯苓、瓜蒌霜、甘草节各一钱，二剂而烟消雾散，喘息卧安，以后加减不旬日而嗽痰俱止。

---

① 耳顺，指 60 岁。《论语·为政》：吾十有五而志于学，三十而立，四十而不惑，五十而知天命，六十而耳顺，七十而从心所欲。

② 溷浊，通混浊。《楚辞·屈原·涉江》：世溷浊而莫余知兮。

案　九

相国文湛持在左春坊时，患左足下有一线之火直冲会厌，燔灼咽嗌，必得抬肩数次，火气稍退，顷之复来。或用补中益气加肉桂服之更甚，求治于家君。

脉两尺虚软，知非实火奔迫，乃虚炎泛上。然虚症之中又有脾肾之分。脾虚者气常下陷，法当升举；肾虚者气常上僭，又当补敛。今真阴衰耗，孤阳无依，须滋坎之阴，以抑离之亢，乃为正治。

方以熟地四钱，丹皮、山萸各二钱，麦冬钱半，五味三分，黄柏七分，牛膝一钱，煎成加童便一杯，服四帖而虚火乃退，左足遂凉。

案 十

参戎王丽堂夫佞佛长斋，性躁多怒，腹胀累年，历用汤丸全无奏效。

延予治时，腹大脐突，青筋环现，两胁更甚，喘满难卧。此系怒气伤肝，坤宫受制之证。前医但知平肝之法，未知补肝之用，所以甲胆气衰，冲和暗捐，清阳不升，浊气不降，壅滞中州，胀势更增。殊不知肝木自甚则肝亦自伤，不但中土虚衰已也。法当调脾之中兼以疏肝之品，使肝木调达则土自发育耳。

拟方用苍术、白术各钱半，白芍、广皮、香附、茯苓各一钱，肉桂、木香、生姜皮各五分，服后顿觉腹响胀宽，喘平卧安，后加人参调理而全瘳。

案十一

休宁汪振先夫人，受孕八月。胎前劳瘵，肉削肌瘦，环口黧黑，舌色红润，饮食如常，六脉滑利，状若无病。

予曰：九候虽调，形肉已脱，法在不治。所赖者胎元活泼，真阴未散，线息孤阳，依附丹田。譬之枯杨生花，根本已拔，胎前尚有生机，恐五十日后虽有神丹，总难回挽。盖分娩之时，荣卫俱离，百节开张，况处久病之躯，当此痛苦之境，恐元神无依，阴阳决绝，仅陈躯壳，而生气杳然，岂能再延耶。越二月，果子存母殁。

案十二

青溪何伊祥之内，患吞酸已二十余载矣。因病随年长，复加恚怒，胸膈否塞，状若两截，食入即反，肢体浮肿。治者非破气消导，即清痰降火，投剂累百，未获稍安。邀予治之。

左三部弦大空虚，右寸关沉而带涩，乃苦寒伤胃，清阳下陷之征也。盖胃司纳受，脾主运动，胃虚则三阳不行，脾弱则三阴不化，致仓廪闭塞，贲门阻滞，奚能化导糟粕，转输出入乎？况气者升于脾而降于胃，运用不息流行上下者。今胸膈气噎乃气虚而滞，非气实而满。如误认有余之象，妄施攻伐之方，不特无补于脾而反损于胃，所以投剂愈多而病势愈剧也。

立方用六君子加炮姜、官桂，先将代赭石一两捶末和入，清泉取水煎药。才服入口，觉胸宇不宁，忽然有声，隔绝隧道，食亦不吐。或云：胃虚而用六君子，此千古正治，毋庸议论。如代赭石治法今人未闻，愿领其详。予曰：医者意也，代赭系代郡之土，禀南离之色，能生养中州，脾胃属土，土虚即以上补，乃同气相求之义也。

案十三

　　居君显子舍，青年患疬。因睡中惊醒，即口眼歪斜，嚼舌流血，四肢搐搦，举家惊异，邀医用治痰不效，干予诊视。因其抽掣不常，难以候脉。但望面色，黄中现青，搐搦之势，左甚于右。经曰：东方属青，入通于肝，其病为惊骇。况乎久患瘰疬，则肝胆之气尝亢于外，而阴血不荣于内。偶因梦中惊骇触动肝火，火旺而风生，风生而摇动，此自然之理也。且四肢为胃土之末，口目乃胃脉所过，木气摇土，所以喎斜瘛疭。夫舌属心脾，齿属阳明，阳明气盛则口噤，心脾气盛则舌挺，一挺一噤故令嚼舌，宜用平肝之品佐以驱风清火。遂用二陈汤加山栀、枳壳、钩藤、羌活、防风，一剂而诸苦若失。

案十四

　　江右李太宰讳曰宣，有如夫人，自耳至胁忽结核成块。遍延疡科均以瘰疬治之，反增发热、体瘦、口燥、唇干，饮食少进。

　　迎家君往诊，脉左关芤而无力，此肝血枯竭不能荣养诸筋，故筋脉挛缩有似瘰疬，而实非也。若以败毒清火、消痰化坚之剂投之，则胃气转伤，变症百出矣。当滋养肝血以濡润筋脉为要。方用四物汤加丹皮、玉竹、秦艽、麦冬等，剂不数服而痊。

案十五

内卿令乔殿史次君，自幼腹痛，诸医作火治、气治、积治，数年不愈。后以理中、建中相间而服亦不见效，特延予治。

六脉微弦，面色青黄。予曰：切脉望色咸属肝旺凌脾，故用建中以建中焦之气。俾脾胃治而肝木自和，诚为合法，宜多服为佳。复用数帖，益增胀痛。殿史再延商治，予细思无策，曰：贤郎之痛，发必有时，或重于昼，或甚于夜，或饥饿而发，或饱逸而止，治皆不同。殿史曰：方饮食下咽，便作疼痛，得大便后气觉稍快，若过饥则痛，交阴分则贴然。予曰：我得之矣！向者所用小建中亦是治本之方，但药酸寒甘饴发满，所以无效。贤郎尊恙缘过饥而食，食必太饱，致伤脾胃，失运用之职，故得肝旺凌脾之候，所谓源同而流异者是也。今以六君子汤加山楂、麦芽助其建运之机，令无壅滞之患，则痛自愈也。

服二剂而痛果止，所以医贵精详不可草草。

173

案十六

庠生范啸凡令正，向患头眩症，六脉浮滑，服消痰顺气之药略无效验。予曰：无痰不眩，此虽古语，然痰之标在脾，而其本属肾。《素问》曰：头痛巅疾，下虚上实，此之谓也。夫肝为乙木之本，肾为癸水之源，肾阴不充，肝火便发，上动于巅而眩作也。治法以扶脾为主，脾安则木自和，而肺金有养，金为水母，而子亦不虚，何眩晕之有？

早用六君子汤加山萸、天麻，卧时服肾气丸加人参、天麻、鹿茸，服之而瘥。

案十七

周浦顾公鼎，暮夜遭劫，左半身自头至足计伤三十七刀，流血几干，筋骨断折。百日以来，浓血淋沥，肉腐皮黑，痛苦不堪，不能转侧。专科俱用滋阴养血、止痛生肌，反凝滞胃门，妨碍贲门，致饮食厌恶，疮口开张，乞予救疗。

左寸关部位刀伤沥沥，脓水迸流，大都虚微不堪寻按耳。盖虚为阴伤，微为阳弱，阴阳失职，荣卫空虚，气血衰残，肌肉溃烂。《灵枢》云：卫气者，所以温分肉而充皮毛，肥腠理而司开阖。故疮口不收，皆由卫气散失不能收敛耳。即有流脓宿血，内藏其穴，能使阳和生动，火气周流，自然脓收疮敛，长肉生肌，旬月之间可许步履如初。观者咸骇予言为迂，为此危重，不过苟延时日，安得无恙？如果回春，则先生非李乃吕先生也。

遂力担承，用养营汤大剂服二十帖，疮口尽敛，饮食亦进，至百帖即能起坐。复用药酒及还少丹出入加减，四五月后可以倚杖行步，越明年便能却杖，迄今荣壮胜常，此亦偶然不可多得。

案十八

大场张公享内正，年逾四旬，伤子悲恸，崩涌如泉。用四物胶艾或增棕榈、棉灰毫不可遏。医颇明义理，谓阳生阴长，无阳则阴不能生，用补中益气以调脾培本，势虽稍缓，然半载以来仍数日一崩，大如拳块，彻夜不卧，胸膈胀满，势甚危殆。

邀予诊视，面色青黄，唇爪失泽，四肢麻木，遍体酸疼，六脉芤虚，时或见涩，此病久生郁，大虚挟寒之象。夫脾喜歌乐而恶忧思，喜温燥而恶寒湿，若投胶艾止涩之剂，则隧道壅塞而郁结作矣。若专用升柴提举之法，则元气衰耗而生发无由也。乃以归脾汤加益智、炮姜，大剂，与服四帖而势缓，便能夜寐，胸膈顿宽，饮食增进。调理两月天癸始正，记前后服人参十六斤，贫者奈何。

案十九

　　檇①李孝廉沈天生夫人，血崩不止，势如涌泉。医谓血热则行，血寒则止。四物加芩柏等剂，两昼夜不减。延家君往治。

　　诊其脉息安静，全无病象，肌体清癯，原非壮实。知为脾胃气虚不能摄血，苦寒杂进反以潜消阳气，须用甘温之品以回生长之令。乃以补中益气汤加阿胶、炮姜大补脾元，升举阳气。二剂而崩止，以后调理渐安。

---

　　① 檇，通槜。

案二十

河间司李①朱思皇长公令方夫人，坐孕七月，胎肿异常，喘急不能言，并不能卧者月余，举家彷徨，投药甚乱。一医用人参白术以实脾，一医改用商陆葶苈以润肺，相去天渊，益增疑思，邀予决言。

予曰：此症似危，脉幸洪滑，产前可保无虑，即应分娩之后颇费周旋耳，舍前两治，余不过一二剂便获安枕矣。座中讶出言之易，各言辨驳。予据理折之曰：胃为清阳之海，肺为元气之龠，故呼吸升于丹田，清浊输化赖于中土，若平素膏粱太过则中州积热，况胎孕内结则相火有余，至六七月以来，肺胃用事，胎渐成大，故胎气愈逼而火愈旺，凑逆于上，喘呼不卧，名曰子悬者是也。兹用参术温补则肺气壅塞，若用葶苈苦寒则胃气孤危，均致变症蜂起，岂非实实虚虚之患乎。

疏方用苏梗、枳壳、腹皮各三钱，茯苓、陈皮、半夏各钱半，甘草五分，生姜三片。一帖便能言，再剂则安卧。合门信为神丹，余曰：无欢也。胎前喘急药石易疗，恐临盆在迩②其喘复生，虽灵丹在握不能为也。须预备奇策，调护真元，不致临产涣散，乃可万全。不数日产一子，甚觉强健，越两日喘果复作，惊呆无措，进食亦减常时。此胃土虚而不能生金之象，以大剂参、术、苓、草、五味、肉桂。数剂乃安。

---

① 司李，官名。李，通理，即司理，为掌狱论之官。又为对推官的的习称。明黄道周《节寰袁公传》：凡公（袁可立）精神着于为司李、御史。

② 迩，近的意思。

案二十一

歙人方李生儒人，向患左胁疼痛，服行气逐血之剂反加呕逆，甚至勺水难容．脉左沉右洪。明属怒动肝火来侮脾阴，过投峻药转伤胃气，俾三阴失职仓廪无由而化，五阳衰惫传道无由而行，所以中脘不通食反上涌，斯理之自然毋容议也。

方以异功散加白芷、肉桂，于土中泻水，并禁与饮食，用党参五钱，陈仓米百余粒，陈皮一钱，生姜三钱，加伏龙肝，水三碗，煎耗一半，饥时略饮数口，二三日后方进稀粥，庶胃气和而食不自呕，依法而行，果获奇效。

案二十二

柯霭宁，患吐血，后咳嗽连声，气喘吐沫，日晡潮热。服四物、知柏，后兼服苏子、贝母、百部、丹皮之属，病势转剧，乞予治之。

六脉芤软，两足浮数，知为阴枯精竭而孤阳气浮，俾肺金之气不能归纳丹田，壮火之势得以游行清道，所以娇脏受伤，喘嗽乃发。理应六味丸加五味、沉香导火归源，但脾气不实，乃先以人参、白术、黄芪、山萸、山药各一钱五分，石斛、丹皮各一钱，五味子廿一粒，肉桂五分，服数十帖大便始实，改用前方调养月余，咳嗽亦瘥。后三年前病复发，信用苦寒遂至不起。

案二十三

云间田二府封翁，久泻肉脱，少腹疼痛欲食，下咽泊泊有声，才入贲门，而魄门已渗出矣。或以汤药厚脾，或以丸散实肠，毫不见效，几濒于危，召予力救。

望其色，印堂年寿夭而不泽；切其脉，气口六部细弱无神，则知清阳不升，原阴下陷，非但转输失职，将见闭藏倾败矣。盖肾者胃之关也，脾之母也。后天之气土能制，先天之气肾可生。脾良由坤土，是离火所生，而艮木又属坎水所生耳。故饮食入胃如水谷在釜，虽由脾土以腐熟，亦必藉少火以生气。犹之万物，虽始于土，皆从阳气而生长，彼生生化化之气，悉属于一点元阳。所谓四大一身皆属金，不知何物是阳精也。惟命门火衰，丹田气冷，使脾脏不能运行精微，肠胃不能传化水谷，三焦无出纳之权，五阳乏敷布之导，升腾精华反趋下陷，故曰泻久亡阴，下多亡阳，阴阳根本，悉归肾中。若徒知补脾而不能补肾，是未明隔二之治也。宜用辛热之品暖补下焦，甘温之剂资培中土，譬之炉中加火而丹易盛，灯内添油而燃不息，真有水中火发、雪里花开之妙，何虑寒谷之不回春耶！

遂用人参、白术、炮姜、炙甘草、熟附子，煎成调赤石子末三钱与服，渐觉平安。十剂而痛止泄减，面色润泽，饮食增进，不一月而全愈。乃蒙赐顾①，缱绻竟日而去。

---

① 赐顾，对人到来的敬辞。

越明年春，田公觐还，父子重逢，喜出望外，不意过食瓜果，前症复发，竟难挽回，卒于仲夏庚寅日。可见木旺凌脾之验，毫发不爽也。

案二十四

庠生奚易思令正，发热腹痛，呕恶不食，六脉沉郁，面黑如薰，用解郁调中之剂，前症渐愈。若感怒气，应必复发。半载以来，形神憔悴，小便涩痛，小腹重坠，延予治之。

予曰：癥瘕痞块多属中脘，发则形象可求，痃癖两症贴在脐旁，发则攻冲而痛，数症皆水道通利者也。今小水涩滞，少腹重坠，必身皮甲错，绕脐生疮，此系下焦肝火久郁不舒，已成小腹痈也。非予专门，应疡科调治，庶可奏效。

延医治之，果如予言，越数日而痈溃，脓色稠紫，服托里养荣等剂，月余而康。

案二十五

徐敬山，伤寒郁热，过经不解，愈后食复，谵语神昏，刺高苔黑，耳聋如愚，六脉洪大。此阳明胃热，血化为斑之状，乃燃灯照其胸腹，果紫斑如绿豆大者，朗如列星，但未全透于肌表。宜清胃解毒，使斑点透露，则神清热减矣。

用竹叶石膏汤二剂，壮热顿退，斑势掀发，但昏呆愈甚，厉声呼之亦不醒觉，将身掀动全无活意，惟气尚未绝，俱云死矣。予复诊其脉，两手皆在，不过虚微耳。盖此症始因胃热将腐，先用寒凉以解其客邪，今邪火虽退，正气独孤，故两目紧闭，僵如死状，急用补胃之剂以醒胃脘真阳，生机自回也。

即以生脉散合四君子汤一剂，至夜半而两目能视，乃索米粥，以后调理渐安。

案二十六

妻祖黄含美，庚辰会试，患伤寒剧甚，时家君薄游都门，乃与诊视。

舌黑刺高，壮热妄语，神思昏沉，奄奄一息，此为邪热内甚，亢阳外焚，脏腑燔灼，血随沸腾，斑将出矣。遂用生地、丹皮、元参、麦冬、黄连、知母、甘草，一剂而斑现，再剂而神清，三剂而舌刺如洗矣。

案二十七

　　燕京礼垣房之麟，患伤寒五日，病势困殆。伊亲在太医院者七人，莫能措手，延家君治之。

　　脉人迎紧盛，右关洪大，神思若狂，舌胎微黑。此邪热拂郁，神思昏愦而如狂，亢阳煽炽，火极似水而舌黑，炎炎蕴隆将成燎原，若非凉血，火将焚矣。视其胸腹果有红斑，遂用化斑清火，一服顿愈。

案二十八

分镇符公祖恭人，形体壮盛，五旬手指麻木，已历三载。甲辰秋偶感恚怒，忽失声仆地，痰潮如锯，眼合遗尿，六脉洪大。适予往茸城，飞骑促归。缘符公素谙医理，自谓无救，议用小续命汤，俟予决之。

予曰：是方乃辛温群聚，利于祛邪，妨于养正。其故有三：盖北人气实，南人气虚，虽今古通论，然北人居南日久，服习水土，禀赋更移，肤腠亦疏，故卑下之乡，柔脆之气，每乘虚来犯，致阴阳颠倒，荣卫解散，而气虚卒中，此南北之辨者一。况中风要旨又在剖别闭脱。夫闭者，邪塞道路，正气壅塞，闭拒不通；脱者，邪胜五内，心气飞越，脱绝不续。二证攸分，相悬霄壤。故小续命汤原为角弓反张、牙关紧急闭证而设，若用于眼合遗尿之脱证，是既伤其阴，复耗其阳，此闭脱之辨者二。又风为阳中阴气，内应于肝；肝为阴中阳脏，外合于风。恚怒太过，大起肝胆，内火外风，猖狂扰乱，必然挟势而乘脾土，故痰涎汹涌，责脾勿统摄，肾不归经，滋根固蒂尚恐不及，若徒事发散是为虚虚，此真似之辨者三。《灵枢》所谓虚邪偏客于身半，其入者内居荣卫，荣卫稍衰，则正气去，邪气独留，发为偏枯。端合此症，当法河间、东垣用药，保全脾肾两脏庶可回春。亦以六君子加黄芪、白芍、桂枝、钩藤、竹沥、姜汁，服二剂恶症俱减，脉亦收敛。但声哑如故，此肾水衰，心苗枯槁。至更余后火气下行，肾精上朝，方能出音。

遂用地黄饮子，服至十五剂大便始通，坚黑如铁。

虽有声出，状似燕语，乃朝用补中益气汤加五味、麦冬以培脾，夕用地黄汤加肉苁蓉、当归以滋肾。调理百日，语言如旧，步履如初，但右手稍逊于前耳。

案二十九

疡科君略曹先生长君大美内正，日晡潮热，经候不至。治者皆云血枯经闭，用通经之品，寒热愈甚，呕吐恶心。

予诊两手滑利为结胎之兆，非经闭也，寒热者乃气血护养胎元，不能滋荣肌肤耳，至五六月后胎元已充，气血自盛则寒热自止。时以予言为谬，延原医调理，仍加破血之剂。忽夜半崩如泉，痛势频逼，下一肉块而形已成矣。此时尚未得子，悔恨不逮，染成产蓐，逾年而卒。

案三十

茂才虞葛来，少年多欲，醉饱无惮。初患胁痛，继而嘈杂，渐成反胃，医久无效，邀家君往视。

见面色如土，面上两颧稍带赤色，六脉细数，食饮即吐。历览前方颇不相胶，但四君、理中频服不瘳，知病不独在中州也，信为无阴则吐耳。况诸呕吐皆属于火，而季胁又属肝肾之乡，即以地黄汤加石斛、沉香。愈后一载，秋前旧症复发，适家君有携李之行，干予诊治。

左关弦长，知怒气伤肝，故现独大之象，用加味逍遥散而安。又两月因劳忍饥，恣酒感怒，前症蜂起，较前尤甚。六脉虚软，胁痛胀闷，卧则气塞欲绝，此大虚而得盛候，为脉证相反，法在不治。伊父强请立方，仍用逍遥散。更医用小建中汤二十余剂，胁胀稍宽，痛则仍在，咯血稠痰，腥秽难近，复干余治。往者虚软之脉变成蛛丝之细，两眸露白，气促声嘶，脾元大坏，肺气孤危，此肺痿之恶候也。时冬水将弱，春木方强，延于冬者得肾水之相助也，记初十立春，木气临官，肺受其侮，脾受其乘，岂能再延耶？果殁于初十之寅时。

案三十一

素君，素多劳动，因乘暑远行，遂胸臆不宽，呃忒连发，八日以来声彻邻里，自汗津津，语言断落，汤药遍尝毫无效果，举家惶恐，特干余治。

现症虽脉尚有根，况准头、年寿①温润不晦，法令②、人中光泽不枯，若论色脉生机犹存，但徒藉汤丸恐泄越之阳不返，潜伏之阴难消。当先用艾火灸期门三壮，并关元、气海诸穴，再煎大剂四君子汤，加炮姜、肉桂为佐，丁香、柿蒂为使，内外夹攻。譬之釜底加薪，则蒸气上腾，而中焦自暖，四大皆春，何虑阴翳之不散，真阳之不复耶？果一艾而呃止，再进而全愈，共骇为神奇。

① 相理中，鼻的下端叫鼻准（或叫准头），将鼻脊至两眼中间处，叫山根；鼻准与山根之间的中点叫年寿。
② 相理中，法令纹是指从鼻翼两侧延伸向嘴角的两条对称条纹路。

案三十二

云间司李王公，伤风鼻塞，周身刺痛，欲用表剂，邀余商治。

六脉浮虚，予曰：风为阳邪，卫为阳气，阳与阳合则伤表分，病虽属标而治则求其本。盖肺主皮毛，司开阖、充元气、主清肃者也。清阳不发，腠理空疏，外来风邪，内舍肺分，经曰：邪之所凑，其气必虚。正谓此也。法宜东垣先生补中益气汤，补中兼发，乃谓至当。王公曰可服一剂，而诸病捐除。

案三十三

徽商朱圣修内人，呕逆吐食，出多入少，皆利痰白沫，眩晕气急，半月有余，大肉尽消。治者咸谓反胃，谓吐沫脾败，已无救矣。干余调治。

手少阴脉动甚，两尺滑利，为结胎之兆而恶阻之候，非反胃也。用人参、橘红、白术、半夏、苏梗、桔梗、赤苓、砂仁、枇杷叶、伏龙肝，水煎服，三剂而吐减，数剂而全瘥，后产一女。

案三十四

义与荩臣①鲁学师夫人，胎前滞下，胸腹胀痛，饮食艰难，大便赤浓，小便短少。荩翁曰：内子素患胸痛已历多年，在敝地举发②，或用枳、朴、槟、黄方能奏效，若投轻剂徒增困苦耳。

余聆其言而妄为之辨曰：胸为肺室，赖母气以升腾，始能清肃运行，灌溉四脏。一有失调则天气闭塞，地气冒明，冲和之气郁而成痞，水谷之滞搏而成痛，皆缘胃脘气弱，不能行气于三阴三阳也。若不培其元以固仓廪之虚，泛用苦寒降沉之品，转伤上焦虚无之气，虽暂时爽快，殊不知潜损胃阳，暗增其病，所以多年不瘥，而日就痿黄也。况带下尤为所禁，即宜安胎之中杂以顺气和血之品，庶便脓愈而后重除，正气复而邪自解。用当归、白芍各二钱，白术、茯苓各钱半，陈皮、神曲各一钱，升麻、葛根各七分，煨木香、炙草各五分，姜、枣煎服，数贴而愈。后产一子，复用建中、理中二汤出入加减，胸痛亦痊。

---

① 荩臣，忠臣。《诗经·大雅·文王》：王之荩臣。
② 举发，发作之意。

案三十五

娄江祭酒吴梅村夫人，产后患痢，昼夜百余次，不能安枕，用滞下通导而后重转增。延家君治之。

断为阴虚阳陷，用六味汤加肉桂以保衰败之阴，以补中汤①加木香以提下陷之气。盖新产之后营卫空虚，阴阳残弱，咸赖孤脏②之力生血生气，庶可复后天资生之本。既患下痢则知元阳已虚，又投峻剂必使真阴愈竭，惟舍通法而用塞法，易寒剂而用温剂，俾胃关泽而魄门通畅，仓廪实而传道运化自然，精微变化清浊调和矣。可见胎前产后所恃者脾元也，所赖者阳气也，坤厚既旺，乾健自复。丹溪云：产后以大补气血为主，虽有杂症以末治之。诚者是言也。

---

① 编者注：指补中益气汤。

② 孤脏，指脾脏。《素问·玉机真脏论》曰：脾脉者土也，孤脏以灌四傍者也。王冰注：纳水谷，化津液，溉灌于肝心肺肾也，以不正主四时，故谓之孤脏。

案三十六

龚姓妇，产后发痉，口歪不语，角弓反张，时或稍愈，顷之复作，诸医皆用风治。

予曰：肝为藏血之乡，风水之司也。肝气为风，肝血为水，流则风息而筋脉自舒。古人云：治风先治血。信有言矣。况产后气衰于表，血衰于里，气衰则腠理疏而外风易袭，血耗则肝木枯而内风煽动。故血不养筋则角弓反张，风淫胃脉则唇口引动，当用滋润之品内养肝血直补其虚，少佐驱风之剂使同气相求得以易入。用四物去芍药加羌活、防风、独活、钩勾①、酒炒荆芥，两剂而愈。若用辛散则风能燥血，辛走阳气，适滋其困矣。

———————————

① 钩勾，指钩藤。

案三十七

遂安令曹绿岩长君安初，少年嗜欲，真元素虚。己亥秋，丁内艰，悲恸太过，内火燔灼，肾水干涸，肌肉顿消，咳咯脓血，腥秽异常。延予商治。

六脉洪大，重按虚豁，右寸独数，此上盛下虚之候。夫上盛者赫曦过极，肺中之假阳旺也；下虚者涸流衰竭，肾家真阴虚也。阴虚则火独发，坎宫津液上腾救母，浸浸炽灼反成稠痰，浊阴胶结于清虚之脏，久而肺热叶焦，腐化为痈。若不求本而治，则肾阴愈虚，邪火更旺，痈将溃也。法当先清上焦痰火，保定肺气，以麦冬、沙参、紫菀、贝母、橘红、茯苓、甘草、桔梗、瓜蒌霜等五更时服，复用六味汤加麦冬、五味大剂临卧服以滋化源。数帖而痰清嗽减，一月而精充神复。

越三载因感于邪术，广图婢妾以自娱，前症复发，卒至不救。

案三十八

晋中商人高鸣轩,年六旬外,久历鞍马,餐风冒雾,六淫之邪袭其经络,染成痿废已三年矣。遍访名医,咸以解表为治,两足愈觉无力,顽麻不仁。辛丑夏初,适回海邑,告余服药累百不获少瘥,自信此身永废矣。

予曰:风寒湿气乘虚而入,不思养正以补其本,一误也;屡解表而风邪已去,犹然发散,愈损真元,二误也。且气虚则麻,血虚则木,人有恒言,是症必为中风先兆。乃以神效黄芪汤①加肉桂服之,才四帖麻顿去,便能却杖而行,后以还少丹调理月余,倍常矍铄。

---

① 神效黄芪汤,李东垣方。出自《兰室秘藏》卷上。组成:黄芪一两,甘草(炙)、人参(去芦)、白芍药各一两,陈皮(去白)五钱,蔓荆子二钱(锉)。

案三十九

德州都谏王介清，丁内艰，患左胁顽痹，足腿麻木，按摩片时，少堪步履，服清火消痰、补气活血病势不减，后服阕入京，邀家君诊视。

见伊肾肝脉虚，断为肾虚不能生肝，肝虚不能荣血，水亏血耗经隧枯涩之症。先以四物汤加秦艽、石斛、牛膝、葳蕤，不数剂而胁痹顿除，后服肾气丸一杯，永不复发。

案四十

秦商张玉环，感寒咳嗽，变成哮喘，口张不闭，语言不续，呀呷有声外闻邻里。投以二陈、枳、桔毫不见减，延予救之。

诊六脉右手寸关俱见浮紧，重取带滑，断为新寒外束，旧痰内搏，闭结清道，鼓动肺金。当以三拗汤宣发外邪、涌吐痰涎为要，若畏首畏尾漫投肤浅之剂，则风寒闭固，顽痰何由解释？况经曰：辛甘发散为阳，麻黄者辛甘之物也，禀天地轻清之气，轻可去实，清可利肺，肺道通而痰行，痰气行而哮愈矣。乃以前药服之，果一剂而汗出津津，一日夜约吐痰斗许，哮喘遂平。

越二年因不忌口，复起前证而殁。

案四十一

茸城朱公亮令媛，血枯经闭已年余矣。大肉去半，饮食减少，日晡寒热，至夜半微汗而解。

予诊其脉，两手细数，证属难疗。《素问》曰：二阳之病发心脾，有不得隐曲，女子不月。夫心统各经之血，脾为诸阴之首。二经乃子母之脏，其气恒相通也。病则二脏之气乘涩，荣血无以资生，故地道之不行，由心脾之气不充也。张洁古师弟首重《内经》，一以调荣培土为主，而薛新甫将逍遥、归脾二方为用，使气血旺而经自通。若不培补其源，反以消坚破硬、苦寒伤胃、通导癸水为捷径，殊不知愈攻则虚而愈闭，其生生之源从此剥削殆尽，直至风消贲闭，虽有神丹难为治矣。

不信予言，专行通导，至不起。

案四十二

　　嘉定庠生沈来雍，食后感寒，头疼发热，胸膈胀满，医用表散消导，虽胸次稍舒，寒热愈剧，反增神昏不寐，已三传经矣。一医因病久症虚议用温补，一医颇明医理复尔消导，议论多端，邀予决之。

　　六脉弦数不和，与寒热往来，大便溏而小便赤，此少阳经症。不可汗下与渗利，转犯他经，只宜和解，其邪易散，纵有食停，俾邪气解而食自消，此仲景先生之秘旨也。竟以小柴胡汤去人参，加丹皮、炒山栀、花粉、麦冬，一剂而神清气爽，寒热亦定。

案四十三

上洋王邑尊幕宾张姓，盛暑发热，至六七日昏沉不语，面赤苔焦，与水则咽，大便不通，身艰转侧，医者束手，投柬招治。

予诊毕谓王公曰：病虽危候，脉象和顺，况身体软缓，唇吻红润，气息调匀，俱为吉兆。只因邪热传入手少阴经，郁而不舒，所以面赤昏呆，口噤不语。乃以导赤散加黄连、麦冬，佐犀角少许，加灯心、竹叶，煎成用刷脚抉开口，徐徐灌下，片时觉面色稍退，再剂而目开能视，三剂而语言如旧，后调理乃安。

案四十四

李元吉妻，半产后血崩如注，头晕眼暗，饮食少进，面色青黄，六脉虚大无力，甚至昏晕不苏，一日数次延予治之。

予曰：血脱益气，阳生阴长，《灵枢》之旨也。况阳为阴之使，阴为阳之守，今久患崩中，宜乎几微之时而欲绝，奚能固其内守之阴？所以经流不竭，皆阳气不能卫外故也。若徒事养阴止涩，是人已入井而又投之以石耳。用补中益气汤加五味、艾叶服之，势不稍衰。予思古语云大虚必挟寒。再以人参一两、熟附一钱，煎成呷下，乃熟睡片时，醒来晕减神清，后以养荣汤去肉桂加附子，调理而安。

案四十五

雷廉道潘畏庵乃郎，自幼腹痛，向以内伤调治，时或见愈，不能杜根。庚子春，过龙华扫墓，归由巨浦而前，适风雨骤至，银浪排山，泊舟小港，因而受饥忍寒，痛遂大作，邀予往治。

左手脉皆弦迟，右寸关虚大无力。盖此症因饮食过饱，伤其中州，嗣后食虽消而太阴分野犹然损伤，故一有不调，痛即随至。况历有岁时，中脘之阳不布，蓄积痰涎，结成窠臼，即《内经》云末传寒中之谓也。若不用温补辛散之品，其沉郁久凝之疾，焉能转否为泰乎？用异功散加桂枝、半夏、炮姜、木香为粗末，姜煎服，痛即止，后照前方加益智仁、白芍、神曲，姜汤和丸，后不复发。

案四十六

大学士徐元扈夫人，胃脘痛，初以气治，次以食治，继以火治，总不见效，痛至昏瞆，良久复苏。

延家君治之曰：夫人尊恙非气非食亦非火也。由劳碌太甚，中气受伤，脾阴弱而不化，胃阳衰而不布。阴阳并虚，仓廪壅滞，转输既弱，隧道失运，所以浊清相干，气血相搏而作痛者。若用消导则至高之气愈耗，误投寒剂则胃脘之阳益伤，为今之计非补不可。虽云痛无补法，此指邪气方锐者言也。今病势虽甚而手按略止，脉气虽大而重按稍松，则脉症俱虚不补而何？用六君子汤加香附、砂仁，一剂而眩定痛止。

案四十七

嚜城①王五松子舍，大肉削去，虚气攻冲，症情恍惚，手足麻木，不能自主，夜寐不宁。咸谓心脾之气涣散，所以脉络胀张，如不束之状，所谓解㑊者也。盖阳明为气血俱多之乡，主束骨而利机关者也。阳明戊土一虚，必盗母气自养，而心亦虚，以《灵枢》云：心怵惕思虑则伤神，神伤则恐惧自失，破䐃②肉脱矣。治宜补心脾之气，以充元神之用，可指日而奏功。乃与归脾汤，服数帖而始止。

---

① 嚜城，上海市嘉定县的别称。因隋唐时为昆山县嚜城乡而得名，又或别称嚜塘。

② 䐃音 jun。《素问·玉机真脏论》：身热脱肉破䐃。

案四十八

分镇符公祖令嫒，久泻肉脱，肢体浮肿，大腹胀痛，便内赤虫，形如柳叶，有口无目。更兼咳嗽，烦躁，夜卧不寐，召予调治。符公曰：小女之疾起于夏间，因饮食不节，淹缠半载。服利水药身肿不减，用参芪等剂胀闷益增。

予细为审察。盖中央脾土喜燥而恶湿，脏腑为根本生化源头，虽云至阴之地，实操升阳之权。盛暑之际，六阳外发，阴寒潜伏，加以浮瓜沉李、饮冷吞寒，使乾阳之气郁坤土之中，所以气滞而湿化，湿化而热生，湿热壅滞转输不行，仓廪之精华下陷而为泄泻。久则清阳愈虚，浊阴愈盛，留于中州则为腹胀，散于肌肉则为浮肿，上乘肺分则为咳嗽。况脾为诸阴之首，肝为风木之司，湿热盛则阴虚而烦躁夜争，肝风旺则遇湿而虫形生化，头绪虽多不越木旺土衰之征。治当调脾抑肝，佐以升清降浊，使湿去土燥，病当渐去。用白术、茯苓、半夏、芍药、黄连、肉桂、干葛、柴胡、厚朴、乌梅、花椒等剂调理而安。

案四十九

　　燕山中丞刘汉儒，泄泻数日，医见肝脉弦急，认为火热，用苦寒平肝反洞泄不已，筋挛少气，招家君往治。

　　曰：此因寒气入腹，清阳不能上腾，即《素问》清气在下则生飧泄之意也。前医以肝脉高为火，予以肝脉盛为寒，盖寒束之脉每多见弦，先哲明训班班可考，何得以寒为热耶？方以苍术、白术各二钱，羌活、防风各一钱，干葛、炮姜各八分，升麻、柴胡各五分，一剂而减。

案五十

　　上洋秦斋之，劳欲过度，每阴雨左足麻木，有无可形容之苦。历访名医，非养血即补气，时作时止，终未奏效。戊戌春病势大作，足不转舒，背心一片麻木不已。延予治之。

　　左脉沉紧，右脉沉涩，此风湿寒三气杂至，合而为痹。其风气胜者为行痹，寒气胜者为痛痹，湿气胜者为着痹。着痹者即麻木之谓也，明系湿者。邪内着痰气凝结，郁而不畅，发为着痹。须宣发燥湿之剂，加以报使之药，直至足膝，庶湿痰消而大气周流也。方以黄芪、苍术、桂枝、半夏、羌活、独活、防己、威灵仙数帖而痊。若以斋之多劳多欲而日服参芪，壅瘀隧道，外邪焉能发，而病安能去乎？

案五十一

海宁相国陈素庵，病足肿痛，用补血药则肿愈甚，用补气药则痛益增。延家君往治。

诊其脉软而气滑，属湿痰流注下焦，为有余之症，定非不足也。若滋阴则壅，沉滞阳气，若补阳则胶固经络，此病之所以增进也。用陈皮、茯苓、半夏、独活、苍术、厚朴、桔梗、灵仙，两服痛减肿消。故虚虚之祸世所共戒，实实之殃人每蹈之。若徒执补养之法是未明标本缓急、邪正虚实之机也，乌足以与议道哉！所以戴人立法专主驱邪，诚虑夫补实之祸，以救末流时弊耳！

案五十二

皖城玉山王学师子舍，产后早服参芪致恶露不尽，兼因过于恚怒变为臌胀，青筋环腹，神阙穴出。延予商治。

左手脉皆弦劲，重按则涩，右手洪滑。此下焦积瘀，怒气伤肝以致是症。夫蓄血之候，小腹必硬而手按畏痛，且水道清长，脾虚之症，大腹柔软而重按之不痛，必水道涩滞，以此辨之则属虚属实判然明矣。王翁曰：是症为积瘀不行无疑矣。前治皆模糊脉理，溷投药石，所以益增胀痛。今聆详辨，洞如观火，请疏方为感。遂用归梢、赤芍、香附、青皮、泽兰、厚朴、枳实、肉桂、元胡等加生姜，间投花椒仁丸三服，数日后胀痛悉愈。

案五十三

张侍川，脾泄经年，汤药遍尝，大肉尽削，小便枯竭，势已危殆，余往诊之。

左脉弦细，右脉虚微，此系乾阳不运，坤阴无权，所以脾伤而破䐃肉脱，肺虚而气化失调。俾浊阴不降，内滞肠胃，清阳不发，下乘肾肝，由是三阴受伤而成久泄之症。况当四十年之升阳之气与浊阴之令自此相半，今侍川已逾五旬，不思举其下陷之阳，反以渗利为用，则失治本之旨矣。且下久亡阴，未有久泄而肾不虚者。若单补其脾则力缓不能建功，须得温暖下焦之品辅佐其脾间，丹田火旺则脾土自温暖，中州健运则冲和自布，精微之气上奉乾金，下输膀胱，分别清浊，则二便自和，可以指日收功矣。方用人参、白术、黄芪、炙草、广皮、木香、升麻、柴胡、肉果①、补骨脂数剂，而小便亦实，后以四神丸加煨木香调理乃安。

---

① 肉果，即肉豆蔻。

案五十四

　　家君治江右太师傅继庵夫人，久泄不已，脉象迟微。微为阳衰，迟为阴胜，此脾土虚而真阳衰也。盖脾虚必补中而后土旺，阳衰必温中然后寒释。乃以四君子加姜、桂，服二剂而畏寒如故，泄亦不减。知非土中之阳不旺，乃水中火不升也。须助少火之气上蒸于脾，方能障土之湿。遂用人参三钱、白术五钱、肉桂一钱、附子一钱，数帖渐瘳，后八味丸调理乃安。

案五十五

春元唐次仲，小腹脐傍刺痛，连胁及胸，坐卧不安。余诊六脉弦滑，重取则涩。此食后感怒，填寒太阴，致肝气郁而不舒，胸困作痛。经曰：木郁达之。解其郁而痛自止，用二陈汤合平胃散加枳壳、木香，一服而愈。

案五十六

秣陵罗明求，奉藩摧饷，适感风寒，发热恶寒，头疼而体痛，至七日后变成温疟，发时惊骇异常，日哺见鬼，如二岁童子大者数十缠绕腰问，悚惧不堪，至晚方散，已五六发矣。治者皆为鬼疟，议用截法，然犹未决，邀余诊视。

六脉洪滑。余曰：此系痰涎内积，非真邪祟外干也。古语有云：无痰不成疟；又曰：怪病多属痰。盖痰乃液所化，液乃肾所主。必平日肾水素弱，虚火独旺，煎熬精液成痰，攻冲经络而为疟之根本。况腰原属肾，其液化痰更无疑矣。惟先驱其痰，俟痰去而疟鬼自除，然后培补本原至为切当。遂用小柴胡汤加茯苓、枳壳、槟榔，临服调元明粉三钱，顷刻便润下积痰甚快，至明日而疟鬼俱绝。

案五十七

　　句容孔太师，随朝使者，每至午余，无端见鬼，恐惧昏沉，夜半发热，黎明始苏。诸医用安神养血之药，继投导痰顺风之剂，均无效验。邀家君诊视。

　　两手脉现滑数。此因沉湎于酒，酒能生湿，湿能助火，火湿相合而成痰，痰迷心窍则见鬼。即以橘红、贝母、天花粉、干菖蒲、黄芩、麦冬、山栀、竹茹、苦丁茶，二服而神清鬼没，四剂而平复如初。

案五十八

　　胡文宰子舍，向患怯弱。乙巳季夏，方饮食后，忽腹中绞痛，自谓着暑，调天水散一服不愈，又疑停食，进山楂麦芽汤，其痛更增，发厥昏晕，无有停歇，中脘硬痛，手不可近，两眼露白，舌缩谵语，状若神灵。延医调治，或曰大便实而用枳朴，或云积暑而用芩连，诸药杂投病势益增，当事者咸疑惧无措。

　　余独谓虚症，力主大补之剂。盖平昔脉弦洪兼数，且右手更旺，今也转数成迟，左手更觉无本根，此至虚有盛候，凭脉合症之良法。急煎理中汤加陈皮、半夏与服。庶胃气充肺，元阳流动，总①有蓄积盘踞方隅，定然向风自化。果一剂而稍安，数剂而全愈。

---

① 总，通纵。

案五十九

慈溪天生杨先生，馆江湾镇，时值盛暑，壮热头痛，神昏发斑，狂乱不畏水火，数人守望，犹难禁止，甚至舌黑刺高，环口青暗，气促眼红，谵语直视。迎余往治。

余见众人环绕，蒸汗如雨，病狂躁无有休息，寻衣摸床，正在危候。强按诊脉，幸尚未散，急取箸头缠绵，用新汲水抉开口，凿去芒刺，即以西瓜与之，犹能下咽。乃用大桶置凉水，并洒湿中间空地，设席于地，扶患者卧上，再用青布丈许，摺作数层，浸湿搭在心间，便能云"顿入清凉世界"六字，语虽模糊，亦为吉兆。遂用大剂白虎汤与服，加黄芩、山栀、元参。半日之间狂奔乱走，目无交睫，此药入口，熟睡如泥，乡人尽曰：休矣。余曰：此胃和而睡着也，不可惊觉。自日中至半夜方苏，其病遂愈。

案六十

吴明初，平素体弱，因年来忧郁，忽然呕血，自早至暮百余碗。两目紧闭，四肢畏寒，冷汗如注，汤药入口，随即吐出，举族惊狂，迎余视之。

幸病虽为急，脉尚未散，喘促犹缓，一线生机尚可挽回，若以血药投治则不及矣。盖初则血随气上，今则气随血脱。语云：有形之血不能速生，几微之气在所急固。此阳生阴长之道，寓诸灵、素，扶阳抑阴之权，具于羲易。诚以阳者生之本，阴者死之基，故充塞四大，温润肌肉，皆赖此阳气耳。今脉气虚微，天真衰败也；汗雨不收，卫气散失也；四肢畏冷，虚阳不能旁达也；两目紧闭，元神不能上注也；药入即吐，继之以血者，乃呕伤胃脘，守荣之血不藏也。为再用汤药，恐激动其吐，宜设计以取之。遂用人参一两、白及四钱，均为细末，米饮调丸如樱桃大，含化。自黄昏至一更，约用一半，汤饮方通，血亦不吐。至明日神思稍清，脉气未静，似芤似革，参互不调，全无胃气，尽属阴亡于中、阳散于外之象。乃速煎参附进之，以追散失之元阳。八日内记服人参二斤、附子五枚，而元气顿充，脉始收敛，至今强健倍常。倘此时稍有疑虑，徒任浅剂，焉能挽回其真气耶？

案六十一

　　上海邑尊陈虞门慕宾，吐血不已，或用犀角地黄汤降火，或以加味四物汤滋阴，绝谷数日，气喘随毙，延家君诊治。

　　六脉虚弱，精神怠倦，明属思虑过度，脾元亏损。所以气衰则火旺，火旺则血沸而上溢也；血脱则气孤，气孤则胃闭而绝谷也。法当甘以悦脾，温以启胃，甘温相济，脾胃调和。庶元阳得以扶持，气血有所生长耳。遂用四物汤加米仁、石斛、麦冬、五味、广皮、桔梗，数剂而愈。

案六十二

吴淞一女，在闺时患左眼上胞内生疙瘩，日渐长大，下垂遮目，红肿重坠，痛楚异常。专科者始以驱风治标，继以养血治本，迁延岁月未获稍减。

余诊其脉，左关弦强搏指，右关艰涩。予曰：目廓应肝，内轮应脾，肝脾二脏性喜疏利，故忧思伤脾则气结而血瘀，恚怒伤肝则气郁而热生。由是火炎血沸，上腾空窍，目廓积闭，火旺赤肿也，治宜疏中宫之滞，泻东方之实，则郁开火降，瘀化肿消耳。用龙胆泻肝汤数帖，疙瘩渐消，复以六味丸料加龙胆草、白蒺藜、决明子、牡蛎，与滋阴之中兼以清火之品，逾日而平复。

案六十三

周文伯，乡居课农，偶发寒热，解表一剂，转觉神思恍惚，日增倦怠，目呆如愚，语言错乱，昼夜呻吟，六脉微弱，不堪重按。

余曰：是症之因，必有大惊，损伤神气，故现神鬼飞越之象。盖神藏于心，心主镇静；魂藏于肝，肝主惊骇。故惊则气乱，心失镇静之常，神气孤浮，邪入神明之窟，由是魂无安宅，飘荡于外。若能安神益气固守飞扬之真，自然魂随神摄可复清明之职。丹书所谓神是性兮气是命，神不外驰气自定者也。遂服归脾汤数帖灵动如初。自述病概缘溪头失足，从高坠下，遂觉神气越出，精采不定，作见游魂，须眉状貌酷，肖已身，约长尺许，或从空行走，或相依同寝，所谓魂离吾体断不诬矣。

自后稍有震怒惊呆复作，屡用前方获效。后迁于城，道逢形人，因而受惊，至晚忽大呼杀人，举家骇异，议用前药。值余适至，复诊其脉弦强搏指，较前大异，此正虚祟乘之病，非从前神脱魂离者比也。治当清痰降火，祟是不作。若用参芪胶固邪气，将成痼疾矣。乃以温胆汤加苏子、黄芩、山栀、瓜蒌，服即熟睡，醒来诸病如失，但觉倦怠。乃淡粥调养数日后，仍服归脾汤而全愈，则知鬼岂真鬼耶！

案六十四

　　蓉江金公采谋，秋患痢，昼夜百余次，赤脓腥秽，呕恶不食，口渴发热，向用滞下法竟难奏效。忽冷汗不止，四肢如冰，气促神昏，延余往治。

　　外证虽逆，六脉尚存，乃煎附子理中汤。服二剂，四肢渐温，自汗渐收。又服数帖，精神充旺，痢下顿除。若抱痢之赤白，口渴身热，再投凉药，气将脱矣。故曰：泻虚补实，神失其室。此之谓也。

案六十五

淮右章公克，壬寅春客游海邑，患温病发热，邪气再传，壮热神昏，漐漐自汗，眼红面赤，口渴舌黑，胸膈满闷，势甚危殆。医者泛用清热轻剂以冀幸免。

余曰：春温之温邪，伏藏于冬，触发于春，随天气化寒郁为热，此时令之热也。脉来洪大，舌黑口干，灼热汗流，神思昏瞶，此脉症之热也。当速煎甘寒大剂清彻里邪，庶不使胃热腐化。若徒任芩连诸药，恐一杯之水难救车薪之火，势必自焚矣。立方用石膏五钱、麦冬二钱，知母、花粉各一钱五分，山栀一钱、甘草五分，加竹叶、粳米、灯心为引，二剂而神爽热除。

案六十六

　　大名司理陈玉山，素患胸膈胀闷，四肢顽麻，六脉坚劲，似芤类革，咸属冲和虚损、清阳散耗之症，用六君子汤加益智、肉桂以培脾，并进金匮肾气丸一料，已获稍安。

　　至丙午春，偶遭奇讼，恚怒不舒，胸膈痞塞，右胁胀痛，下便瘀血，上增呕恶，粒米不进者二十余日，六脉顿退，重按豁然。予曰：脉为神机，神为气立，全赖胃气充沛者也。今脉息无神则知郁结伤脾，脾病传胃，俾磅礴浩大之气停留郁滞于中，所以胃脘痞满者，脾土中州也，右胁胀痛者坤出西南也。况木虽条达依土为生，土既硗薄①木无生长，此物理中之常耳。故郁怒太过，不但重损脾阴，而肝亦自病，所以不能藏血而血瘀，血去而阴伤，阴伤则阳无以自主，将有飞越之虞也。速宜培养元神，不使涣散，乃可万全。遂用附子理中汤数帖，食能渐进，后用六君子汤兼八味丸而安。

---

　　① 硗薄，指土质贫瘠。

案六十七

文学包曰：余因食蟹腹痛，发则厥逆，逾月不已，延余商治。

述前服平胃、二陈，继服姜、桂、理中，不但无效反增胀痛。余曰：痛非一端，治亦各异。感寒者绵绵无间，因热者作止不常，二者判若霄壤。尊恙痛势有时，脉带沉数，其为火郁无疑。虽因食蟹，然寒久成热，火郁于中，热郁似寒，厥冷于外。此始末传变之道，明训可考。奈何执泥虚寒，漫投刚剂，是以火济火，求愈岂不难哉！以四逆散加酒炒黄连一剂而愈。